CURA VIBRACIONAL

Dados Internacionais de Catalogação na Publicação (CIP)
(Câmara Brasileira do Livro, SP, Brasil)

Myra, Jaya Jaya
   Cura vibracional : equilíbrio físico, emocional e mental com base no seu tipo energético / Jaya Jaya Myra ; tradução Denise de Carvalho Rocha. — São Paulo : Pensamento, 2018.

   Título original: Vibrational healing, attain balance & wholeness : understand your energetic type.
   ISBN 978-85-315-2018-1
   1. Medicina energética 2. Saúde 3. Vibração — Uso terapêutico I. Título.

18-14640   CDD-615.852

Índices para catálogo sistemático:
1. Cura vibracional : Medicina energética : Terapias alternativas 615.852

JAYA JAYA MYRA

CURA VIBRACIONAL

Equilíbrio físico, emocional e mental
com base no seu tipo energético

Tradução
Denise de Carvalho Rocha

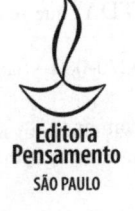

Editora
Pensamento
SÃO PAULO

Título do original: *Vibrational Healing – Attain Balance & Wholeness – Understand your Energetic Type.*

Copyright © 2015 Jaya Jaya Myra.

Copyright da edição brasileira © 2018 Editora Pensamento-Cultrix Ltda.

Publicado originalmente por Llewellyn Publications, Woodbury, MN 55125-2989 – EUA – www.llewellyn.com.

Texto de acordo com as novas regras ortográficas da língua portuguesa.

1ª edição 2018. / 1ª reimpressão 2021.

Todos os direitos reservados. Nenhuma parte deste livro pode ser reproduzida ou usada de qualquer forma ou por qualquer meio, eletrônico ou mecânico, inclusive fotocópias, gravações ou sistema de armazenamento em banco de dados, sem permissão por escrito, exceto nos casos de trechos curtos citados em resenhas críticas ou artigos de revista.

A Editora Pensamento não se responsabiliza por eventuais mudanças ocorridas nos endereços convencionais ou eletrônicos citados neste livro.

Ilustração dos chakras: Mary Ann Zapalac

Editor: Adilson Silva Ramachandra
Editora de texto: Denise de Carvalho Rocha
Gerente editorial: Roseli de S. Ferraz
Produção editorial: Indiara Faria Kayo
Editoração eletrônica: Mauricio Pareja da Silva
Revisão: Luciana Soares da Silva

Direitos de tradução para o Brasil adquiridos com exclusividade pela EDITORA PENSAMENTO-CULTRIX LTDA., que se reserva a propriedade literária desta tradução.
Rua Dr. Mário Vicente, 368 – 04270-000 – São Paulo – SP
Fone: (11) 2066-9000
http://www.editorapensamento.com.br
E-mail: atendimento@editorapensamento.com.br
Foi feito o depósito legal.

Sumário

Introdução 9
   Como conheci e passei a praticar a cura vibracional 11
   Experimente algo novo 14
   Como usar este livro 15

Parte Um: Lições básicas sobre saúde e energia
Um: Fundamentos da cura vibracional 23
   A cura vibracional e a pessoa integrada 24
   Abordagens orientais *versus* abordagens ocidentais
   para a cura 28
   A mente e a saúde integral 31
   Por que essa ênfase na mente e no intelecto? 39
   Os aspectos positivos da mente 41
   O papel do coração na cura 42
   Pobreza interior *versus* prosperidade interior 46
   Prosperidade interior, afirmações e abundância 50

Dois: Tudo sobre o corpo energético 55
   Energia sutil — O que é? 56
   Uma ideia geral sobre os chakras 60

Três: Entenda o seu tipo energético e o seu temperamento (gunas e elementos) 93
    Os gunas (o tipo energético do seu espírito e da sua mente) 94
    Os cinco elementos (o seu tipo de energia física) 111
    A combinação de gunas e elementos 127
    Informações adicionais sobre a sua composição e o seu temperamento 129
    O temperamento, os elementos e o corpo físico 134
    Resumo 136

Parte Dois: Técnicas e instrumentos de cura
    Não se esqueça do seu corpo físico 143

Quatro: Modalidades de cura de acordo com o tipo físico (os elementos) 147
    Introdução às modalidades de cura associadas aos elementos 147
    Modalidades de cura associadas ao elemento Terra 149
    Modalidades de cura associadas ao elemento Água 159
    Modalidades de cura associadas ao elemento Fogo 166
    Modalidades de cura associadas ao elemento Ar 175
    Modalidades de cura associadas ao elemento Éter 181
    Modalidades combinadas 191

Cinco: Modalidades de cura de acordo com o temperamento e o propósito de vida (os gunas) 193
    Modalidades de cura que funcionam com o guna sattva.. 194
    Modalidades de cura que funcionam com o guna rajas.... 199
    Modalidades de cura que funcionam com o guna tamas.. 201

Seis: Técnicas de cura e para manter a saúde 205
   Uma observação sobre o trabalho com as técnicas 205
   Visualização para aterrar a energia (Fogo, Terra e sattva) ... 208
   Visualização para se abastecer de energia sutil (Fogo, Ar e sattva) 210
   Técnica de meditação para cultivar a energia de cura (Fogo, Ar, sattva e rajas) 211
   Ténica pranayama para gerar energia (Ar) 214
   Técnicas pranayama para dissipar a energia negativa (Fogo e Ar) 215
   Técnica para energizar a água com mantras (Água e Éter) . 217
   Técnica para energizar a água com pedras (Terra e Água) .. 218
   Técnica para cultivar a atenção plena (sattva, Éter, Ar, Água e Terra) 220
   Técnica para desenvolver a intuição e a percepção da energia sutil (sattva, rajas, Terra, Ar e Éter) 222
   Técnica para cultivar a prosperidade interior (sattva, rajas, tamas e Terra) 223
   Técnica de purificação com o elemento Água (Água) 224
   Visualização do espaço infinito (Éter) 226
   Técnica para cultivar a unidade (sattva, rajas e tamas) 227
   Técnica para um novo crescimento e uma mudança positiva (sattva, rajas, Terra, Ar e Éter) 228

Conclusão 231
Apêndice: para os agentes de cura 233
   O que faz de você um agente de cura eficaz? 233
   Agente de cura, cura a ti mesmo! 238
   A cura vem de dentro 240
Leituras recomendadas 243

Introdução

Meu nome é Myra. Sou escritora, agente de cura e orientadora espiritual. Escrevi este livro sobre cura vibracional para oferecer uma perspectiva panorâmica sobre o que é a cura, como ela funciona em todos os níveis do ser (mente, corpo e alma) e como você pode começar a facilitar um processo de cura em sua própria vida, de um modo que funcione para você. A cura vibracional é um sistema cujo instrumento de cura é a energia sutil que existe em nós mesmos e na natureza. Plantas, pedras, água, som e quase tudo que você pode encontrar, incluindo você mesmo, tem uma energia inerente que pode ser usada para restaurar a saúde e o bem-estar no nível mental, emocional e físico.

Basicamente, quando a mente, o corpo e a alma estão em equilíbrio, a energia sutil que temos dentro de nós flui sem encontrar obstáculos. Sempre que uma dessas partes perde a sintonia com as outras, deixa de existir um fluxo natural e isso interfere na nossa vida e na energia sutil do nosso corpo. Quando as partes do nosso ser não estão em harmonia, ocorre a estagnação da energia e formam-se bloqueios enérgicos. A cura vibracional ajuda a pôr em movimento a energia estagnada, de modo que ela possa fluir livremente, levando-nos a ficar equilibrados e saudáveis em todos os níveis. Essa modalidade de cura também reconhece que cada tipo físico e cada temperamento requerem um tipo de abordagem, e isso faz dela um sistema de cura eficaz e abrangente.

Tudo está interligado por frequências vibracionais que se sobrepõem. Na cura vibracional, diferentes formas de energia sutil são utilizadas para restaurar a saúde e o bem-estar nos níveis mental, emocional e físico. Como o nosso corpo é composto de energia sutil, todas as formas de energia podem exercer um impacto sobre ele, venha ela de uma fonte externa ou interna. Reserve um instante para refletir sobre isso. O que quer que esteja acontecendo com a nossa energia sutil, com os nossos pensamentos e com as nossas emoções também se refletirá no nosso corpo físico. Dores, doenças e enfermidades são indicações de que, em algumas áreas da consciência, nós nos distanciamos da nossa essência e saímos do equilíbrio. Se esse desequilíbrio começar a se expressar no nível físico, isso é sinal de que ele já se agravou. A energia se irradia para fora a partir dos níveis mais sutis e passa para outros cada vez mais tangíveis. Em outras palavras, isso significa que o desequilíbrio permeia todos os níveis do nosso ser antes de afetar o corpo físico.

Existe uma grande pérola de sabedoria segundo a qual o ser interior afeta a realidade exterior. O oposto é igualmente verdadeiro: a realidade exterior pode afetar o ser interior. Plantas, ervas, pedras e outros recursos exercem um impacto positivo sobre a saúde global.

Quando saímos do equilíbrio interiormente, utilizar uma fonte externa de energia para restaurar esse equilíbrio é a maneira mais rápida e eficaz de facilitar a cura. O mundo está aqui para nos dar apoio, e existem muitas modalidades externas de cura para restaurar a nossa saúde e a felicidade.

Como conheci e passei a praticar a cura vibracional

Tenho um profundo interesse pela cura e pela espiritualidade desde que era bem pequena. Na infância, eu tinha sonhos de que me tornaria médica e curaria muitas pessoas ou de que me tornaria uma orientadora espiritual. Com o passar dos anos, comecei a me interessar pela pesquisa científica. Sonhava em encontrar uma cura para o câncer ou para a aids. Sempre achei muito difícil ver as pessoas sofrendo e queria aliviar a sua dor. Passei por momentos difíceis na adolescência e suportei uma combinação de abuso emocional e sexual. Felizmente para mim, esse foi um catalisador que me tornou mais forte e determinada a nunca desistir.

Quando estava na metade do meu curso universitário, dei à luz a minha filha primogênita. Nessa época, concluí que cursar uma escola de medicina seria uma tarefa pesada demais para que eu pudesse cuidar adequadamente de uma família. Decidi continuar com a minha licenciatura científica e entrar num doutorado de biologia celular e molecular. Quando o meu curso estava quase completo e só faltava escrever a minha tese, conheci o meu primeiro verdadeiro guru e mestre espiritual. Embora eu não consiga colocar essa experiência em palavras, imediatamente soube que o que eu realmente queria em meu coração não era ser cientista ou médica. Aos poucos, e depois mais rapidamente, a minha vida mudou. Trabalhei na indústria farmacêutica, numa área relacionada com testes em animais, em roedores e primatas. Eu era muito eficiente no que fazia, mas provocar a morte de criaturas vivas em nome da saúde e do bem-estar do ser humano era algo que me devastava do ponto de vista emocional. Um dia, não aguentei mais. Não sabia o que fazer, só sabia que não poderia mais machucar outro animal. Rezava para que minhas mãos parassem de me obedecer, apenas para que não tivesse que sedar outra cobaia.

Bem, isso aconteceu. Cheguei no laboratório um dia e minhas mãos, literalmente, ficaram dormentes e pararam de me obedecer. Nessa época, algumas ocorrências muito misteriosas começaram a acontecer na minha vida, tanto no nível espiritual quanto no físico, e eu fiquei cada vez mais doente. Tive de me afastar do trabalho por licença médica. Nenhum dos exames ou médicos conseguia revelar o que havia de errado comigo! Eu tinha dores horríveis, mas nenhum diagnóstico definitivo. Foi nesse ponto da minha vida que perdi tudo. Meu trabalho, minha casa, meu casamento... tudo. Rezei fervorosamente para que ocorresse uma mudança, e uma mudança foi exatamente o que consegui, embora não tenha sido a mudança que eu esperava ou queria. Embora a minha vida tivesse de repente virado de ponta-cabeça e as coisas se tornassem muito mais desafiadoras e caóticas, eu estava muito mais feliz e sentia que a minha vida tinha tomado o rumo certo.

Mas eu ainda tinha dor, e os medicamentos faziam com que me sentisse pior ainda. Por fim, percebi que tinha de encontrar outro caminho ou acabaria morrendo. Passei por uma jornada de cinco anos rumo à saúde e à cura. Tornei-me uma instrutora formada de yoga e também uma yogaterapeuta. Aprendi Reiki e outras formas de cura com energia sutil. Mudei minha alimentação. Passei a meditar todos os dias. Aderi a uma prática diária rigorosa focada na cura da mente, do corpo e da alma. Precisei de muito tempo, muitas lágrimas e muita disciplina, mas funcionou. Eu me tornei mais lúcida, mais forte, mais cheia de amor e alegria e menos cheia de medo. À medida que mudava e crescia com as minhas experiências, passei a ajudar os outros das maneiras que eu realmente queria. As pessoas começaram a me procurar para obter orientação e cura, e comecei o meu caminho como agente de cura e orientadora espiritual.

Tive oportunidade de fazer muitas coisas significativas, e minha vida mudou completamente para melhor. Embora eu não tenha me tornado médica ou cientista, consegui ser exatamente o que eu queria quando criança; por meio da minha prática espiritual e das experiências de vida, aprendi sobre a essência da cura e como me conectar diretamente com Deus em meu próprio coração. Tenho trabalhado com muitas mulheres que sofreram abuso físico e sexual, pessoas desmotivadas e confusas e pessoas que no fundo só precisam saber amar o que realmente são. Eu me mudei da costa oeste para a cidade de Nova York e abri um centro espiritual e de cura. Fundei uma organização sem fins lucrativos chamada Gita for the Masses, que ensina as pessoas a superarem obstáculos e serem vitoriosas na vida. Comecei a aparecer na TV regularmente para falar de espiritualidade e cura. Falei nas Nações Unidas sobre espiritualidade e empoderamento das mulheres. Escrevo constantemente, tanto em revistas como para a minha organização, sobre o lado espiritual da vida e como integrar a espiritualidade à vida cotidiana. Ser uma agente de cura e orientadora é a minha missão de vida, e estou extremamente grata pelas oportunidades e experiências que me foram proporcionadas. Ambas, as boas e as más situações da minha vida, me ensinaram a ajudar as outras pessoas de modo mais eficaz.

Experimente algo novo

A cura vibracional pode ser um conceito muito novo para você. Quando nos dedicamos à nossa saúde e ao processo de cura, autoconhecimento é crucial. Para conhecer a si mesmo, você tem que se arriscar a tentar coisas novas. É do autoconhecimento e da decisão de agir em sintonia com a sua própria natureza que vem toda a sua saúde e o bem-estar. Somente quando a pessoa se conhece ela consegue trabalhar bem com a energia sutil. Os exercícios descritos no Capítulo 3 sobre como identificar a sua composição elemental e o seu temperamento são um excelente ponto de partida, mas, em última análise, cada pessoa terá que sair do comodismo e tentar algo novo. Mesmo se não ficar claro que abordagem é melhor para você, saia por aí e experimente alguma coisa nova! Você pode se surpreender e acabar completamente apaixonado por algo pelo qual nunca pensou que teria interesse.

Para uma pessoa que pensa seriamente em conhecer os benefícios da cura energética, recomendo que experimente várias modalidades diferentes, mesmo as que estão no final da sua lista. Em vez de deixar a mente pensar que sabe algo, confirme ou refute suas suposições por meio da experiência direta. Dê uma boa chance a cada modalidade que você experimentar — não faça apenas uma vez ou duas tentativas. Para verificar a eficácia de uma modalidade, é preciso deixar que ela aja no sistema humano por um tempo antes de passar para outra. A mente leva cerca de seis semanas para começar a romper velhos hábitos e vários meses para se acostumar a um novo modo de pensar e de viver.

Como usar este livro

Este livro é a minha primeira tentativa de expor algumas leis espirituais e explicá-las de uma forma prática e benéfica para a sua saúde e o seu bem-estar. Espero que ele o ajude a entender alguns aspectos essenciais da cura, que raramente são discutidos de maneira clara e franca. Nada neste livro substitui a introspecção e a contemplação profunda. Tudo que é aqui apresentado é um excelente ponto de partida para fazer você pensar e mergulhar mais fundo no seu próprio estudo da vida e da saúde.

Neste livro, vamos analisar todos os tipos de modalidade de cura e tentar descobrir quais são os mais adequados para você e por quê, com base na sua composição elemental e no seu temperamento ou caráter. Vamos mergulhar nos conceitos básicos de saúde e energia e mostrar como entender o seu ser integral e como trabalhar com a energia de cura inata que todos temos dentro de nós. Nós também iremos investigar como os instrumentos e modalidades de cura se relacionam com o temperamento de cada pessoa, para que você possa descobrir o que pode funcionar melhor para você e por quê.

Na Parte 1, discutiremos como determinar o seu tipo de energia. O Capítulo 1 discutirá os fundamentos básicos da cura vibracional e como é uma pessoa integrada e equilibrada. Vamos olhar a forma como a mente, o coração e os sentimentos estão relacionados e atuam juntos para engendrar um estilo de vida saudável. O Capítulo 1 também discutirá a importância da prosperidade interior na saúde e na cura e as diferenças entre as abordagens ocidental e oriental ao bem-estar. No Capítulo 2, vamos aprender o que é energia sutil e de onde ela vem e também descrever os dez chakras do corpo e o seu papel na manutenção da saúde. O Capítulo 3 irá discutir como entender o seu tipo de energia e o seu temperamento, aprendendo sobre os gunas e os elementos. Esse capítulo também apresenta dois testes para ajudar você a determinar o seu temperamento específico e seu tipo corporal.

Na parte 2, vamos mergulhar no estudo dos instrumentos e técnicas de cura. O Capítulo 4 irá discutir as modalidades de cura de acordo com o tipo de corpo físico e os elementos. O Capítulo 5 descreve as modalidades de cura na medida em que se relacionam com o temperamento, o propósito de vida e os gunas. O Capítulo 6 oferece práticas específicas que se correlacionam com diferentes elementos e gunas, para você começar a sua jornada de cura. Há também um apêndice voltado para os agentes de cura, no qual são tratados alguns conceitos importantes sobre o que faz de uma pessoa um bom agente de cura.

Antes de passarmos para os detalhes, quero lhe contar um segredo, que deverá ser a base de toda a sua jornada pela cura vibracional. É o retorno ao equilíbrio que propicia o bem-estar, o que significa que é a nossa intenção — nossa integridade e nossa força de vontade — que nos cura. Cada coisa externa ou interna que usamos é apenas um instrumento para facilitar esse processo, seja ele uma erva, uma música ou qualquer outra cura complementar. Não existe energia fora de você que também não exista dentro de você. A sua cura depende apenas de você, assim como sua determinação, seu caráter, seu equilíbrio e sua força de vontade necessária para chegar lá. Profissionais e instrumentos podem ajudar muito nesse processo, mas a decisão final de ficar bem está dentro de você. Agora, vamos nos divertir investigando como conseguir isso.

Parte Um

Lições básicas sobre saúde e energia

A vida é muito diversificada. Não existem duas pessoas que optem por viver exatamente da mesma maneira, mas todos temos anseios e questões existenciais semelhantes. Em algum momento da vida, todo mundo vai se fazer as mesmas perguntas, e muitas delas giram em torno da saúde e do bem-estar. A pergunta mais importante talvez seja: "Como posso ser verdadeiramente saudável e equilibrado?", visto que ela afeta todos os outros aspectos da nossa vida.

"Saúde e bem-estar" ainda é um tema pouco claro na consciência social coletiva. Existem muitas abordagens sobre como ser saudável e muitas delas se contradizem. Apesar disso, você vai encontrar pessoas em ambos os extremos do espectro (e em todos os pontos entre esses dois extremos) afirmando que a sua abordagem é a certa e a melhor de todas. Para tornar as coisas ainda mais confusas, você pode encontrar pessoas, em cada extremidade e ao longo de todo o espectro, que tiveram sucesso na sua abordagem. A verdade é que, para cada pessoa, funciona um método diferente, e o que funciona para uma pode não funcionar para outra. O processo de cura é muito mais complexo do que pode parecer à primeira vista.

Eu não acredito que exista um jeito certo ou melhor de se abordar a cura e, ao longo deste livro, vamos investigar as muitas razões para eu não acreditar nisso. Em poucas palavras, todos somos tão diferentes e originais que é impossível apontar uma abordagem específica para a saúde e o bem-estar que seja capaz de funcionar para todo mundo, o tempo todo. Mesmo que sejamos indivíduos únicos, estamos constantemente evoluindo e mudando com o tempo. As tendências mudam, os desejos mudam, os gostos e aversões também. Todos passamos por fases distintas de desenvolvimento psicológico e emocional, bem como alterações biológicas na vida, quando nossas percepções e realidades mudam, às vezes drasticamente. Todos esses fatores afetam nossa saúde global e variam tanto de indivíduo para indivíduo quanto as nossas esperanças e os nossos sonhos.

No entanto, embora nossa psicologia, nossas emoções e nossos desejos mudem ao longo do tempo, nosso tipo corporal e nosso temperamento básico não mudam. Isso nos faz concluir que focar essas duas coisas seja uma excelente maneira de abordar a saúde e a cura. Conhecendo a si mesmo, você pode aprender a se curar durante todas as fases da vida e da transição que ocorrerem. Nesta parte do livro, vamos discutir como determinar o seu tipo único de energia, estudar os dez chakras mais importantes para a cura, aprender sobre os gunas e os elementos e descobrir como eles determinam o seu tipo corporal e o seu temperamento. Também vamos descrever o que é energia sutil, de onde ela vem e como a mente, o coração e os sentimentos contribuem para tornar uma pessoa saudável e equilibrada na vida.

Está na hora de criar uma vida repleta de saúde, prosperidade e espiritualidade. Você está pronto?

Capítulo Um

Fundamentos da cura vibracional

A viagem para a cura e a totalidade é uma das mais emocionantes que podemos fazer. Descobrir, vivenciar e sondar quem e o que você é e aprender como a vida e as experiências o impactuam é um processo para uma vida inteira. A cura é um tópico tão amplo que existem inúmeras coisas a se considerar nessa jornada. Neste capítulo, vamos apresentar alguns conceitos relacionados à cura vibracional e ver em que pontos ela difere dos modos convencionais de tratamento. Vamos discutir sobre a mente, o intelecto, o coração, os sentimentos e os componentes espirituais do bem-estar. Todos esses componentes têm um papel na saúde. A essência da cura vibracional é restaurar o equilíbrio de todos os níveis do nosso bem-estar. Quando temos clareza conceitual a respeito de como todas essas peças funcionam isoladamente e como atuam em conjunto, a cura pode ser mais completa e mais eficaz. Então vamos começar!

A cura vibracional e a pessoa integrada

As pessoas são prolixas. Temos todo o complexo mente-corpo-alma a considerar quando contemplamos o espectro do bem-estar, e a cura vibracional não é exceção. A cura vibracional é uma metodologia de cura que utiliza energia sutil para restaurar o equilíbrio nos níveis mental, corporal ou emocional. Ela tem muitas abordagens diferentes, mas parte sempre do mesmo princípio: o nosso corpo é composto de diferentes correntes de energia sutil (ou vibrações) que interagem como um todo unificado. Quando esse todo unificado se desequilibra, a doença ou mal-estar se instala, devido à energia estagnada. Qualquer desarmonia entre os pensamentos, os sentimentos, o corpo físico, a mente e a alma produz energia estagnada, o que pode levar à doença.

Todas as coisas aqui na Terra têm uma vibração e um campo de energia. Se aprendeu a usar alguma coisa — seja uma erva, uma pedra, a música, o toque ou qualquer outra coisa (incluindo você mesmo e sua própria energia) — como modalidade de cura, você está trabalhando com os conceitos de cura vibracional, para restaurar o equilíbrio da mente, do corpo e das emoções, e fazer a energia estagnada fluir livremente. Para que sejamos íntegros e saudáveis e sentirmos uma profunda satisfação na vida, todo o nosso ser tem de estar em ressonância e harmonia, funcionando como um todo unificado. Esses conceitos de integração e totalidade são aquilo aos quais os buscadores espirituais se referem como unidade. Tudo que você é, pensa, sente, crê e vivencia tem de estar em harmonia, não em conflito.

Nosso corpo e tudo aqui na Terra são feitos de uma combinação de elementos da natureza: Terra, Água, Fogo, Ar e Éter. Todas as frequências elementares e materiais se iniciam na consciência nuclear do indivíduo e depois se diferenciam em diversas frequências a partir dessa consciência única original, a que algumas pessoas se referem como alma e até mesmo Deus. Os elementos não são a única frequência vibracional, mas, como eles determinam a estrutura física do corpo, têm um enorme impacto sobre o nosso bem-estar. Quando funcionam com eficácia, todas as formas de cura vibracional abrangem o ser inteiro, todo o complexo mente-corpo-alma. Tanto as vibrações dos elementos quanto aquelas que se relacionam com o temperamento ou carácter da pessoa podem ser usadas para facilitar a cura e o bem-estar geral.

O fato de todos nós nos desenvolvermos e evoluirmos ao longo do tempo faz com que ser uma pessoa integrada e inteira já seja um processo em si mesmo. Mas, quando descobrimos o que significa sermos nós mesmos e satisfazemos os nossos desejos e necessidades, as coisas mudam! A vida é dinâmica! Quando nossas necessidades e nossos desejos mudam, muda também o que significa ser integrado e inteiro. A capacidade de viver uma vida integrada depende quase exclusivamente da maneira como desenvolvemos nosso caráter e nosso temperamento inato. Quando digo "caráter", estou me referindo a algumas características básicas de uma vida de sucesso, tais como determinação, coragem, honestidade, lucidez, disciplina e confiança. Essas características fazem parte do potencial inato de cada ser humano, mas esse potencial deve ser cultivado para que a integração se torne possível.

Quando desenvolvemos a capacidade de realmente saber o que queremos e precisamos na vida e estamos dispostos a nos esforçar para conseguir isso (é aí que entram a disciplina e a constância), nada é impossível.

Quanto mais dispersamos nossa energia em diferentes direções, mais difícil fica realizar alguma coisa. A mesma coisa acontece dentro do corpo e da psique: quando o conflito interior aumenta, a capacidade de ser inteiro e completo diminui. O conflito impede a felicidade, ele cria dúvida, e a dúvida causa tumulto emocional. Essa falta de equilíbrio interior tem um impacto muito negativo sobre nós, inclusive no nível corporal.

Nosso corpo tem diversos sistemas orgânicos que trabalham juntos em harmonia, embora cada sistema seja único e tenha sua própria e importante função. Todo o complexo mente-corpo-alma funciona da mesma maneira. Quando a mente, o corpo e a alma não funcionam juntos, a desarmonia se manifesta. Se o nosso coração decidisse dizer ao nosso fígado que ele não é bom o suficiente e que deveria se virar sozinho, o que aconteceria? Fazemos isso constantemente em relação ao nosso ser integrado. Nós, como pessoas, convencemos a nós mesmos, ou somos convencidos pelos outros, de que parcelas do nosso ser não são importantes ou não são boas o suficiente, e isso nos leva ao sofrimento e à desarmonia. Visto que todos os componentes do nosso ser são uma parte da nossa natureza intrínseca, quando uma peça sofre, todo o nosso ser sofre também.

O conceito de viver uma vida integrada e inteira é muito simples. Simples, no entanto, não significa fácil. É provavelmente a simplicidade desse conceito que faz com que as pessoas não o vejam com a devida seriedade. A integração é a capacidade de fazer muitas coisas pequenas e colocá-las juntas para funcionar como um todo. Para a mente, esse é um conceito quase incompreensível. Isso é porque a mente pode ser descrita como a mera superfície do coração. Como é apenas uma parte do todo, ela não pode compreender o todo. No entanto, crescemos dando à mente muito mais controle do que ela deveria ter. (Vou falar sobre a mente e o coração com mais profundidade um pouco mais para frente.) A capacidade de viver uma vida integrada advém de um lugar muito mais profundo que vai forçar um equilíbrio mais holístico em todo o complexo mente-corpo-alma.

Para que haja equilíbrio e integração, as necessidades do todo devem ser levadas em consideração. Isso significa um equilíbrio entre o corpo físico (e o que a sua estrutura única precisa), a mente (que inclui as percepções sensoriais), os sentimentos e o espírito (ou alma), que conecta tudo. Como as pessoas na nossa cultura moderna tendem a ser controladas pela mente, pode ser preciso muito esforço para voltarmos a um estado de harmonia entre esses três componentes principais do nosso ser.

Quando somos pessoas integradas e inteiras, nossa saúde e nosso bem-estar são uma consequência natural. Quando há um desequilíbrio ou conflito interior, isso pode acabar causando problemas no corpo físico que se manifestem como doenças. É nesse ponto que as abordagens orientais e ocidentais para a saúde física adquirem sentidos diferentes e, como elas são divergentes, é importante ter uma visão clara de ambos os paradigmas para que seja possível tomar uma decisão.

Abordagens orientais *versus* abordagens ocidentais para a cura

Quantas vezes na sua vida você já sentiu um incômodo que não pôde ser identificado ou tratado por um médico? Esse tipo de experiência já fez você se perguntar de que doença ou dor realmente se travava e de onde ela veio ou se as respostas para essas perguntas sequer existiam? Esse tipo de questionamento é o que provavelmente o levou a buscar informações sobre a cura vibracional e a investigar em que ela difere da medicina convencional. A abordagem ocidental para a cura é muito diferente da abordagem oriental. O médico ocidental vai tentar "curar" alguém de uma doença ou um mal-estar, ao passo que alguém que utilize as abordagens orientais vai tentar sanar o problema levando a mente, o corpo e a alma a recuperar o equilíbrio. A abordagem ocidental é baseada na compreensão científica e intelectual apenas, ao passo que a abordagem oriental abrange o complexo mente-corpo-alma. Segundo a abordagem oriental, a alma é a base de toda a energia sutil e até mesmo do corpo físico. Visto que a medicina ocidental não pode provar a existência da alma ou da energia sutil, e elas nem são levadas em consideração, toda a abordagem é diferente.

O sistema médico ocidental vê a doença apenas em termos de suas manifestações físicas. E como o ponto focal é a própria doença física, a meta é a eliminação da manifestação física por qualquer meio possível. Muitas vezes isso envolve tratamentos extremamente tóxicos, que tiram todo o resto do corpo do equilíbrio. A radioterapia e a quimioterapia usadas em tratamentos contra o câncer são excelentes exemplos disso. Elas causam náuseas, fadiga e muitos outros problemas, porque não há maneira de conter um veneno que afete apenas a região atingida pela doença.

A maneira como a medicina oriental aborda a saúde e o bem-estar é muito diferente; ela vê a doença como um mero sintoma do desequilíbrio do complexo mente-corpo-alma, mas os sintomas físicos não são vistos como a causa-raiz nem mesmo como a própria doença. O desequilíbrio do complexo mente-corpo-alma é considerado consequência do bloqueio ou da estagnação da energia sutil no corpo. Acredita-se que essa energia estagnada seja a causa das manifestações físicas da doença porque as áreas em que a energia está represada não estão sendo abastecidas com uma energia fluida e saudável. Na abordagem oriental, o principal raramente é deter a manifestação da doença, mas sim criar um fluxo forte e saudável de energia.

Tudo é levado em consideração na medicina oriental. Como está o seu casamento ou sua vida familiar? Você está feliz na vida? Sente-se realizado em sua carreira profissional? Você tem uma prática espiritual como parte da sua rotina diária? Faz exercícios físicos que beneficiem seu corpo físico? Já passou por algum trauma que precise ser trabalhado? Tudo isso é considerado importante para o estado geral da pessoa.

A abordagem oriental visa o fortalecimento da área do complexo mente-corpo-alma que está fora de equilíbrio; de acordo com esse tipo de abordagem, depois que o equilíbrio é restaurado e a energia (conhecida como prana ou *chi*) passa a fluir livremente, a saúde é recuperada naturalmente. O corpo e seu sistema de energia sutil são eles próprios vistos como forças poderosas de suporte à vida, que podem manter a saúde em dia quando bem tratados. Para corrigir um problema no corpo pode ser preciso, antes de mais nada, tratar a mente ou as emoções; essa é a chave para estabelecer o equilíbrio. Isso pode significar uma mudança na alimentação, a eliminação de crenças negativas ou o cultivo de uma atividade que contribua para a felicidade da pessoa. Ela também pode precisar sair de uma situação de vida abusiva ou buscar meios de expressão artísticos e criativos. Toda a abordagem centra-se no corpo, como um grande mecanismo inato de suporte à vida, que pode se curar quando a pessoa tem uma vida equilibrada e gratificante.

Embora essa abordagem consista basicamente na restauração do equilíbrio, é importante entender que a cura vibracional pode ser aplicada por meio de diferentes terapias, mais ou menos eficazes, dependendo do temperamento psicológico e físico da pessoa. (Esse tema será discutido em profundidade nos capítulos posteriores.) Pense que cada pessoa tem uma determinada inclinação psicológica, que também se reflete nas emoções e no tipo de corpo ou na constituição física que ela tem. São o temperamento único do indivíduo e sua constituição que determinam que tipo de equilíbrio ele precisa recuperar na vida.

Não tenho nenhuma dúvida de que, com o tempo, a ciência será capaz de constatar e até mesmo comprovar que a cura vibracional funciona. Os cientistas já estão dando os primeiros passos nesse sentido; bem, talvez eles ainda não compreendam como ela funciona, mas as evidências de que até mesmo a meditação tem efeitos positivos sobre a saúde não podem ser negadas. A abordagem oriental para o bem-estar nunca deixou de fora o componente espiritual ou a alma, origem da consciência global do indivíduo, e um dia o paradigma ocidental não será capaz de negá-lo também. Ele terá de evoluir para algo mais refinado ou vai se tornar obsoleto. Deixe-me dar um exemplo prático. Você sabia que um praticante de Ayurveda bem treinado ou uma pessoa experiente na arte de cinesiologia podem fazer um diagnóstico pelo pulso capaz de determinar exatamente o que está fora de equilíbrio no corpo e o que está causando esse desequilíbrio? Nenhum outro instrumento de diagnóstico é necessário. Nem exames de sangue ou de imagem. Isso é extremamente interessante à luz do fato de que os médicos ocidentais sabem que temos um pulso... e isso é tudo! Esse mero fragmento de informação, se fosse mais amplamente conhecido e aceito na sociedade, poderia, por si só, abalar os alicerces da medicina ocidental como a conhecemos.

A mente e a saúde integral

A mente é uma das ferramentas mais poderosas que existem, mas é também uma das mais incompreendidas. Se a cura vibracional vai funcionar ou não, e em que medida, isso depende apenas da mente, que se divide em dois componentes distintos no corpo sutil: Manas e Indu. Manas está relacionado com as impressões sensoriais, os hábitos e os condicionamentos, enquanto Indu é responsável pelo intelecto, a capacidade de expansão, o discernimento e a dissolução da negatividade interior. Para maior clareza e compreensão conceitual, quando uso a palavra "mente", refiro-me a Manas e, quando falo intelecto, discernimento ou investigação interior, refiro-me a Indu.

No momento em que você se pergunta: "Isso sou eu de fato ou é apenas a minha mente?", você certamente passa a entender as diferenças entre você, sua mente e seu intelecto. Quando descobre por experiência própria até que ponto um hábito pode controlá-lo, você também entende isso. Gosto de acordar pela manhã e fazer algum tipo de exercício. Se eu não fizer isso, o meu dia inteiro fica meio desequilibrado. Essa sensação de falta de equilíbrio acontece porque a mente não está acostumada à falta de exercício. Esse hábito não é bom nem ruim, mas como eu e minhas emoções somos afetadas por ele pelo resto do dia, é um excelente exemplo da mente habituada.

A mente Manas rege a parte consciente da vida, o eu instintivo e a mente subconsciente, que armazena emoções e impressões sensoriais. São os padrões e hábitos da mente. Vamos analisar como eles nos beneficiam ou prejudicam. Quando pensamos e agimos na vida, tanto os padrões conscientes quanto os subconscientes influenciam o modo como optamos por agir, viver e responder a todas as situações da vida. Nós, no entanto, estamos conscientes apenas do que está acontecendo na parte consciente da mente. A mente subconsciente, ou habitual, age sem que tenhamos consciência dela; isso é que faz dela "subconsciente", ou abaixo da percepção da mente "consciente".

Mesmo que a mente consciente pareça tomar decisões na vida diária, a mente subconsciente influência muito o modo como reagimos às situações, mas de maneiras mais sutis. Nós nos acostumamos a padrões e hábitos, e certos modos de perceber a vida tornam-se inerentes ao nosso ser. Quando você está no piloto automático e reage de uma determinada maneira sem pensar antes, é a sua mente subconsciente que está em ação. Quando algo se torna sua segunda natureza e requer pouco ou nenhum esforço, é porque se tornou subconsciente.

O subconsciente sempre afeta o modo como você age e percebe o mundo e, pelo fato de suas ações não serem mais uma resposta consciente à vida, é importante que você compreenda seus padrões habituais.

Os padrões e hábitos da mente constituem a base do modo como vivemos a vida. Todas as nossas experiências sensoriais e os sentimentos que elas geram ficam impressos na mente e criam formas-pensamento. São essas formas-pensamento que alicerçam todos os padrões de reação e respostas habituais que temos na vida. Depois de algum tempo, as impressões adormecem e a mente consciente as esquece, mas o subconsciente não. Formas-pensamento criam "sulcos" na mente e, quanto mais forte o sentimento, mais profundo o sulco. A energia trafega por esses sulcos, por isso, se a experiência que o criou não foi positiva, é importante apagá-lo. Assim como o sulco é criado, ele pode ser apagado por meio da cura, da meditação e de uma variedade de outras técnicas destinadas a restabelecer o equilíbrio e o bem-estar da mente.

A mente é um instrumento capaz de realizar verdadeiros milagres quando somos disciplinados e temos um caminho de vida positivo e proativo. No entanto, assim como podemos programá-la para ser feliz e positiva, também podemos programá-la para ser infeliz e destrutiva. Ela é, portanto, uma espada de dois gumes. É uma ferramenta poderosa que agirá de acordo com o modo como foi condicionada. Se vivermos nosso dia a dia nos sentindo infelizes, esse sentimento acaba impressionando a mente subconsciente até que a infelicidade se torne a norma da nossa vida. A felicidade, portanto, requer um esforço consciente e constante. Você já ouviu falar que acabamos nos tornando aquilo em que concentramos nossa atenção? Pois a mente Manas é a razão por trás disso!

O intelecto é o que rege tanto a nossa capacidade de criar quanto de destruir. Quando o intelecto (Indu) se volta para fora, ele cria coisas e ideias brilhantes. Quando se volta para dentro, ele rege o processo de dissolução das formas-pensamento armazenadas na parte Manas da mente. O modo como isso funciona poderia ser tema de um livro inteiro, por isso vou mencionar aqui apenas os aspectos básicos. Quando o intelecto focaliza o eu interior e a alma, é capaz de distinguir a alma das formas-pensamento que foram criadas na mente Manas por meio dos sentidos. O intelecto é o que traz perspectiva para as impressões armazenadas na mente, permitindo ao ser integral um certo distanciamento dos hábitos e tendências que a mente cultiva.

O uso do intelecto numa autoinvestigação introspectiva, com intenção de dissolver formas-pensamento, é um processo que ocorre em várias etapas. A primeira delas é tomar consciência da existência de uma forma-pensamento. Fica mais fácil identificar uma forma-pensamento reparando primeiro se você tem uma reação habitual a uma situação específica. Por exemplo, digamos que Sally tenha medo de cães. Toda vez que ela vê um cão, seu coração dispara, sua respiração fica ofegante e ela sente medo. Ela se lembra de que não tinha medo de cães até ser perseguida e mordida por um, quando tinha 5 anos de idade, mas, depois desse incidente, cada vez que vê um cão, fica apavorada. Isso acontece mesmo quando o animal em questão é dócil e amigável.

As formas-pensamento criam padrões de reação que nos impedem de "nos manter presentes" na situação em questão. Mesmo que Sally saiba perfeitamente bem que Rufus, o cão de sua melhor amiga, é adestrado e não vai mordê-la, ela ainda assim tem medo. O medo não é causado por Rufus, mas induzido pela lembrança que ela carrega de ter sido mordida quando criança e pela impressão que isso deixou na sua mente. Rufus apenas serve como um catalisador para despertar essa impressão armazenada. Reconhecer isso é o primeiro passo do processo de dissolução de uma forma-pensamento.

O segundo passo é aprender a recondicionar a mente, criando um novo padrão de reação. Quando aprendemos a usar o intelecto com eficiência, descobrimos como treinar a mente para eliminar impressões negativas armazenadas, as mesmas que formam os tais "sulcos" mentais que já mencionamos. Veja como Sally pode fazer isso. Como ela sabe que seu medo se originou no passado e não é causado por nenhuma circunstância atual e sabe que Rufus é um cão dócil, ela precisa fazer um esforço consciente para fazer amizade com Rufus e brincar com ele toda vez que visita a amiga. Com o tempo, Sally vai conseguir superar seu medo de cães, porque treinou sua mente para não sentir medo de Rufus. As novas impressões sensoriais e os sentimentos positivos adquiridos com a interação com Rufus vão dissipar a forma-pensamento que causou o medo de cães.

Mas que fique bem claro: esse processo leva tempo e requer persistência. Também exige o domínio dos sentimentos, algo que será discutido na próxima seção, sobre o coração. Como o acontecimento que gerou a forma-pensamento no exemplo anterior foi de natureza traumática, ele tem mais energia inicial do que a tímida tentativa de Sally para fazer amizade com Rufus. A primeira e a segunda lei de Newton podem ser utilizadas para que compreendamos esse conceito: um objeto em movimento tende a permanecer em movimento se uma força oposta não for aplicada sobre ele para deter a sua dinâmica. Se a força for igual à massa vezes a aceleração, é preciso uma força igual e oposta para induzir uma resposta oposta. Em outras palavras, foi preciso que Sally fizesse um *grande* esforço para fazer amizade com Rufus para igualar a força da situação traumática inicial que causou o medo. Esse esforço concentrado foi, ao longo do tempo, ganhando volume, até conseguir deter o ímpeto da reação inicial.

O exemplo de Sally mostra como conseguir que o nosso intelecto funcione de um modo positivo, que restaure o equilíbrio da mente. Muitas das respostas condicionadas que você vai aprender a reconhecer não terão necessariamente uma causa conhecida, mas você vai ser capaz de discernir se a reação é condicionada ou consciente, desencadeada no momento presente. Essa é a diferença entre reação e resposta. A reação é condicionada, enquanto a resposta vê tudo como é no momento presente, sem nenhum ranço do passado. Depois de passar pelas fases iniciais da aprendizagem de como usar o intelecto, realmente não vai fazer nenhuma diferença se você sabe ou não o que causou a forma-pensamento inicial. Assim que reconhece que tem um padrão reativo, você pode trabalhar para transformá-lo em algo positivo ou eliminá-lo completamente.

Quando se aprende a utilizar a parte Indu da mente, que governa o intelecto e a investigação interior, a mente Manas pode ser levada de volta a um estado neutro e incondicionado. Nós não temos de ser controlados, a vida toda, pelos nossos pensamentos e sentimentos. Assim como os alimentos que ingerimos, nossos pensamentos e nossas formas-pensamento também têm de ser digeridos para que a nossa saúde seja preservada. Assim como aprendemos a eliminar os padrões negativos da mente, também podemos aprender a ampliar os positivos e desenvolver nosso caráter, para ter uma vida plena e saudável. *Vamos conhecer uma técnica específica para isso no Capítulo 6, a Técnica Pranayama para Dissipar a Energia Negativa.*

O teste a seguir é uma maneira divertida de investigar a sua mente. Anote por escrito três modalidades de cura que você queira experimentar e três que você não queira. Essa lista pode incluir coisas como purificação do corpo com água salgada, aromaterapia, um exercício pranayama para reduzir o estresse, além de qualquer uma incluída na seção das técnicas. (Também vamos descrever em detalhes as modalidades de cura na Parte 2.) Anote por escrito seus sentimentos sobre cada modalidade, depois experimente cada uma delas. Pode ser preciso investir algum tempo para dar uma boa chance a cada uma delas, pois a maioria das modalidades de cura exige uma certa constância. Depois que você experimentar essas diferentes modalidades por tempo suficiente para sentir seus efeitos, volte a reparar nos seus sentimentos em relação a cada uma delas. Garanto que você vai se surpreender e descobrir por que é tão importante ouvir o coração e não a mente!

A disposição para experimentar diferentes modalidades e abordagens de cura o ajudará a sobrepor impressões armazenadas na mente e também a descobrir quem você realmente é, além do seu aspecto mental. É a forma como a mente processa informações que pode causar problemas emocionais e físicos. Aprender a ouvir os sentimentos, o coração, a intuição e a percepção da energia sutil vai ajudá-lo no processo de cura e tornar qualquer modalidade mais eficaz. (Vamos falar sobre os sentimentos e o coração neste capítulo e aprender uma técnica para desenvolver a intuição e a percepção sutil no Capítulo 6). Isso faz com que fique muito mais fácil deixar de lado o que a mente diz e buscar ativamente coisas que propiciem a cura mental, emocional e física.

Por que essa ênfase na mente e no intelecto?

Você pode estar se perguntando por que dar tanta ênfase à mente num livro sobre saúde e cura. A mente é um dos elementos da tríade mente, corpo e alma que precisa estar equilibrado e coeso. É na mente também que a energia começa a se acumular e estagnar antes que a doença se instale no corpo. A doença sempre começa internamente. Você não contrai um câncer, uma doença crônica ou uma doença autoimune de outra pessoa. Você pode pegar bactérias ou vírus no ar, mas somente se estiver suscetível à frequência energética específica desses micro-organismos. Se o corpo, a mente e a alma estiverem em equilíbrio, os estímulos externos não serão capazes de causar doenças ou infecções.

Esse estado de equilíbrio é o que determina se uma pessoa adoece com frequência ou não, mas isso é algo que a medicina ocidental não entende completamente. Também é algo que não pode ser quantificado, porque cada pessoa é tão única que não há como dizer até que ponto alguém está realmente equilibrado. Não é algo visível a olho nu ou à percepção exterior.

Assim como a mente pode condensar as experiências em formas-pensamento, quando a energia circula livremente ela também é capaz de fazer grandes coisas que a ciência ainda não pode entender. Por que algumas pessoas têm memória fotográfica? Por que existem aquelas que conseguem obter rapidamente o que querem e esperam da vida? Por que outras têm a capacidade de se curar extraordinariamente rápido? Esses são exemplos do que a mente pode ajudar a realizar quando usada em seu potencial mais elevado.

Como a medicina ocidental não entende inteiramente o funcionamento do cérebro ou a influência das formas-pensamento, também não sabe em que medida as enfermidades mentais permeiam a nossa cultura. Eu digo "enfermidades mentais" só para diferenciá-las do que chamamos de doença mental. Da perspectiva vibracional e energética, todo mundo tem algum grau de doença mental. As pessoas que são categorizadas como doentes mentais apenas chegaram a um ponto em que não controlam mais um certo aspecto da sua mente. Essa é uma maneira inadequada (e triste no meu modo de ver) de perceber a mente. Pessoas com doenças mentais reconhecidas tais como a esquizofrenia, a depressão ou a bipolaridade são condenadas ao ostracismo e entupidas de medicamentos, mas não recebem de fato ajuda. As drogas não aliviam o fardo da mente; eles apenas a anestesiam ou reprimem, simplesmente encobrindo os sintomas que se manifestam como resultado de desequilíbrios. É como jogar um tapete sobre uma pilha de lixo e fingir que ele não existe. Você pode escondê-lo por um tempo, mas tudo que escondemos acaba um dia vindo à luz.

Se não controlar a mente, as formas-pensamento que alimenta vão controlar você. É possível usar a mente para aperfeiçoar o seu caráter e fazer coisas grandiosas ou deixar que ela controle você e o transforme num monstro. Quem não quer estar no controle de cada uma das suas decisões? Existe algum ser vivo que voluntariamente escolheria ser reativo à vida ou sucumbir a uma urgência incontrolável, em vez de aprender a ser confiante e a se manter no controle de seus pensamentos e desejos? Acho que não. Não existe ninguém, a meu ver, que não queira estar no controle do seu corpo ou da própria vida; as pessoas só perdem o controle porque não sabem lidar com a sua carga emocional.

Os aspectos positivos da mente

Vamos examinar agora os aspectos altamente benéficos da mente e a maneira como podem ser usados como um poderoso instrumento para propiciar o equilíbrio em todas as áreas da vida. Já mencionamos as formas-pensamento que ocorrem espontaneamente como resultado dos acontecimentos da vida. É perfeitamente possível criar formas-pensamento propositalmente e fomentar tendências positivas que norteiem a nossa vida para que ela siga num sentido mais positivo. Se não quer que a sua vida seja controlada por situações e experiências externas, você tem de criar experiências que moldem a sua maneira de pensar e perceber o mundo.

Qualquer coisa que fizermos com constância (todos os dias, por exemplo) se tornará uma parte natural da nossa vida. Ao longo do tempo, a impressão se torna um hábito e passa a fazer parte da nossa rotina, que repetimos sem esforço. A meditação e as afirmações são bons exemplos de uma rotina diária que vale a pena cultivar. Você vai encontrar algumas técnicas de meditação e de afirmação no Capítulo 6. Não digo que essas atitudes isoladas sejam capazes de mudar a sua vida instantaneamente, mas, devido ao poder da mente e ao modo como ela se relaciona com a experiência, as pessoas que meditam constantemente e se concentram em afirmações positivas todos os dias cultivam o hábito de se tornar positivas. É simples assim. A mente é realmente uma coisa muito simples, mas moldá-la e controlá-la conscientemente é algo que requer disciplina, esforço e constância. Você pode usufruir de todas as coisas positivas que a mente tem a oferecer se tiver força de vontade e exercitá-la diariamente. As técnicas apresentadas no Capítulo 6 trabalham, todas elas, com algum aspecto da mente.

Você se torna aquilo em que foca a sua atenção, portanto aprenda a controlar a sua mente. Se procurar cultivar seu caráter e fazer coisas que voltem a sua vida para a direção que deseja ir, esse esforço constante vai, com o tempo, se sobrepor às impressões negativas armazenadas na sua mente. O impulso positivo vai se sustentar e tornar cada vez mais fácil cultivar hábitos que lhe tragam felicidade, lucidez e bem-estar.

O papel do coração na cura

A negação da necessidade de amor e plenitude resulta num estado de pobreza interior. Isso tem implicações práticas na vida e na saúde. Antes de entrar no tema da pobreza interior em contraponto à prosperidade interior, vamos definir o termo "coração" para sabemos exatamente a que estamos nos referindo. O que é exatamente o coração? Esse é o maior dos mistérios da vida. O coração é algo que você precisa vivenciar, não entender! É a parte mais profunda do seu ser, todos os seus sonhos, desejos e aspirações verdadeiras.

Do ponto de vista físico, o coração é o órgão que mantém a coesão e sustenta o resto do corpo. O coração bombeia o sangue oxigenado para todo o organismo através do sistema circulatório. O sangue pobre em oxigênio retorna ao coração, onde é então bombeado para os pulmões, para despejar ali o dióxido de carbono e absorver oxigênio. O sangue rico em oxigênio então retorna para o coração e é bombeado para o resto do corpo. Esse ciclo não se interrompe até a pessoa morrer. O coração leva nutrientes para todas as partes do corpo e ele não para nunca! Embora a pessoa possa sobreviver à morte cerebral ou num estado comatoso, ela não pode continuar viva caso o coração pare de bater.

Do ponto de vista espiritual, o coração é a sede da alma, considerada uma parte de você que tem uma conexão intrínseca com a Divindade. A alma é uma porção microcósmica da divindade macrocósmica — o Tudo o que É. Ela carrega consigo uma inteligência e um conhecimento inatos do nosso propósito na vida. Contém todas as experiências e todos os desejos que constituem a base de tudo o que somos. A constituição física, o temperamento psicológico e o propósito da vida de cada pessoa (também chamado de dharma) originam-se da essência sutil do coração. É desse propósito que vem a estrutura de tudo mais: a constituição física, o temperamento e a personalidade. O coração mantém tudo coeso e a vida em equilíbrio, nutrindo toda a vida com a essência de Deus e a parte mais profunda do ser.

Note que, ao mencionar Deus, não estou me referindo à imagem daquele velhinho de barbas brancas sentado num trono no céu, mas ao tecido intrínseco de tudo o que uma pessoa é.

Os **sentimentos** são uma forma de comunicação do coração. O sentimento que uma experiência desperta em você depende unicamente do aspecto que está mais sob o seu controle (é a mente ou o coração?) e de quanto a mente e o coração estão integrados. A sua mente e o seu coração lutam entre si? Você sabe o que o seu coração pensa sobre as coisas? Quando há um conflito entre a mente e o coração, os sentimentos são tumultuados. Quando os sentimentos de uma pessoa são muito intensos e vão contra a mente, surgem problemas na vida: explosões emocionais, falta de estabilidade, dúvida quanto a si mesmo, medo e todas as outras experiências que nos afastam do saber inato do nosso coração. Os pensamentos podem ser considerados a expressão superficial do coração, ao passo que os sentimentos representam a profundidade do coração. Mente e coração não estão, na verdade, separados, por isso, quando não funcionam como um todo coeso, essa acaba sendo a causa básica de muitos problemas da vida.

Os sentimentos possuem chaves valiosas do propósito da nossa vida. Você pode olhar para eles como uma forma de compreender profundamente a essência fundamental que você carrega e também como uma forma de compreender o que está acontecendo na mente consciente e subconsciente. Se você conhece o seu coração suficientemente bem e sabe qual é o propósito global da sua vida, é perfeitamente possível identificar quais sentimentos estão vindo, na verdade, da mente condicionada. Os sentimentos são uma porta de entrada para a cura da mente, porque expõem o que realmente está acontecendo dentro dela. Às vezes, não é possível ver ou entender tudo isso por nós mesmos. Obter uma perspectiva externa de um conselheiro, terapeuta ou orientador espiritual é uma excelente maneira de obter uma visão mais clara e descobrir com mais rapidez e precisão o que está realmente acontecendo dentro de nós.

Do ponto de vista emocional, o coração é considerado a sede do próprio amor. Nós, como seres humanos, sentimos a plenitude e a unidade como amor. Trata-se de uma vibração única que emana de alguém que se sente pleno e completo. Todas as expressões e os matizes do amor vêm dessa essência básica. O amor é o único aspecto da vida que não pode ser negado, e qualquer um que esteja apaixonado ou sinta amor-próprio vai dizer que se trata de uma força intrinsecamente mais poderosa do que qualquer outra coisa da vida. Quando tentamos negar a necessidade de amor, negamos a necessidade da nossa própria integridade e plenitude, o que leva a um estado de desequilíbrio que resulta na pobreza interior.

Pobreza interior *versus* prosperidade interior

Ainda me lembro da primeira vez que a minha família comemorou o Dia dos Namorados, quando eu era criança. Quando eu soube que havia um dia inteiro dedicado exclusivamente ao propósito de espalhar e sentir amor, meu coração transbordou de alegria e contentamento! A partir desse dia, eu me lembro como esse momento me fez sentir: é só pensar nessa lembrança que abro um sorriso, não importa como esteja me sentindo no momento. Esse sentimento de grande alegria é como eu descreveria o que é prosperidade interior.

É importante entender o que a pobreza interior e a prosperidade interior realmente significam. As experiências pelas quais cada um de nós passa são diferentes, mas a energia subjacente é a mesma. A prosperidade interior é a estabilidade e a plenitude que experimentamos quando os sonhos do coração (que emanam diretamente da alma) recebem a atenção necessária e são cultivados. O sentimento de ser intrinsicamente bom não tem nada a ver com a realidade exterior; ele surge da sensação de que somos prósperos interiormente. Não é possível ter felicidade, energia criativa e autoestima no dia a dia sem o combustível da prosperidade interior. É a energia nutritiva da prosperidade interior que sustenta tanto a felicidade quanto todas as formas de saúde e bem-estar. Ela é, na verdade, o combustível para realizarmos todas as coisas, ao passo que a pobreza interior reflete a falta dessa energia vital nutritiva e sustentável.

A pobreza interior é resultado direto de não se viver a vida com base no coração e na alma, dos quais o temperamento, a constituição e o caráter são todos eles manifestações. Quando essa natureza interior, inata, não é levada em conta, independentemente do que aconteça externamente com a pessoa, ela não leva à realização interior. Na verdade, muitas vezes ela leva a um descontentamento cada vez maior e à falta de compreensão de por que nada na vida parece fazer sentido. Eu já disse que as pessoas não podem negar amor. Não me entenda mal, as pessoas vivem negando amor o tempo todo, mas isso traz consequências (assim como acontece com qualquer desequilíbrio).

O sentimento de prosperidade interior é a energia sutil mais importante para se cultivar quando queremos nos curar e manter o nosso bem-estar. Esse sentimento está diretamente ligado ao de autoestima e a quanto nos sentimos capazes de fazer realizações na vida. Se não nos sentimos capazes de realizar nada de bom, não vamos nem tentar. Se não temos uma energia interior positiva e consistente que nos sustente interiormente e nos ajude a atingir nossas metas, vamos desistir antes de alcançá-las devido à falta de motivação. E não importa quais sejam essas metas. Pode ser um novo emprego, a cura de uma doença ou uma grande mudança de vida. Não importa qual seja o objetivo, todas as coisas boas que conseguimos e nossa capacidade de atingir resultados bem-sucedidos são resultado do cultivo da prosperidade interior.

Quem sofre de pobreza interior exibe alguns sinais e sintomas indicadores que é importante reconhecer tanto em si mesmo quanto nos outros, quando se pretende ajudar alguém. Os sintomas de pobreza interior incluem a obsessão por trabalho, a ênfase exagerada no intelecto à custa dos sonhos e sentimentos, a necessidade de confiar apenas na racionalidade do lado esquerdo do cérebro ao tomar decisões e, em sua forma mais extrema, a inclinação para ser violento com seres humanos ou animais. Algumas coisas na vida são muito simples: se está feliz, você não vai querer ferir os outros. Você vai querer ajudá-los a ser felizes também! Se se sente preenchido interiormente, não tem necessidade de mecanismos de defesa para negar a importância dos sentimentos.

Mesmo algumas pessoas de muito bom coração apresentam sinais de pobreza interior, mas de uma forma diametralmente oposta. Elas estão constantemente se doando aos outros e fazendo caridade, mas sem cuidar muito bem de si mesmas. Essas pessoas reconhecem a verdade fundamental de que se doar é a melhor maneira de receber o que precisam, mas não aprenderam a receber amor e cultivar sentimentos positivos de merecimento. A caridade e a compaixão devem primeiro se iniciar dentro de nós mesmos para que sejam produtivos e gratificantes, caso contrário podem ser apenas um tipo de escapismo.

Não importa como a pobreza interior se manifesta externamente, o resultado é sempre o mesmo. Nenhuma abundância exterior ou recurso material pode preencher o vazio que uma pessoa sente dentro dela, nem mesmo o amor de outras pessoas pode. O vazio começa quando ela perde de vista o seu ser interior e o seu chamado da vida, quando as palavras dos outros e os pensamentos da mente ofuscam o ser intrínseco do coração. Na verdade, você é a maior dádiva que já recebeu! Toda a sua constituição foi criada com base no seu propósito na vida, por isso, intrinsecamente, todas as pessoas já têm dentro delas as ferramentas de que precisam para serem bem-sucedidas, prósperas, felizes e saudáveis. Encontre esse lugar feliz dentro de si mesmo se não quer perder o contato com seus sentimentos de prosperidade. Para mim, ele é a lembrança do meu primeiro Dia dos Namorados. E para você?

A base do coração é que as pessoas vivam uma vida feliz e realizada. Uma energia ilimitada vem do coração quando ele consegue se expressar livremente. O coração encerra todos os segredos de que precisamos para sermos felizes e realizados. Use seus sentimentos como um meio de descobrir o que o seu coração está tentando dizer, quando estiver em dúvida. Procure a ajuda de outras pessoas quando necessário. Utilize todos os recursos à sua disposição. Não espere descobrir tudo sozinho. O coração sabe tudo, mas é preciso prática para diferenciar a sua voz da voz da mente e das reações condicionadas à vida.

A mente pode ser treinada para ser um dos mais poderosos instrumentos de cura da existência. Quando a mente trabalha com o coração e não contra ele, o impulso combinado dos dois pode realizar praticamente qualquer coisa. Quando age com base no coração e do fundo da sua alma, você tem uma energia ilimitada para fazer as coisas. Quando age apenas com base na mente e vai contra o fluxo natural do seu *dharma*, o cansaço e a fadiga vêm rapidamente. Você já percebeu isso em sua própria vida? Quando faz o que gosta, você não parece fazer tudo sem esforço? E quando faz coisas que detesta ou só faz algo por obrigação? Qualquer coisa apresentada neste livro precisa ser ponderada e vivenciada, não se trata apenas de um conhecimento teórico. Experimente por si mesmo e observe os resultados. Aposto que você vai descobrir — o que não será nenhuma surpresa — que, quando está alegre e feliz, o tempo voa e a sua energia parece inesgotável.

Prosperidade interior, afirmações e abundância

Muito tem se falado, nos últimos anos, sobre os segredos da abundância e da positividade e do papel da gratidão numa vida bem-sucedida. Ambos, o sentimento positivo com relação a si mesmo e o cultivo da gratidão pela vida, são produtos da prosperidade interior. São reflexos naturais de uma vida centrada no coração. Costuma-se dizer muito por aí que uma maneira de cultivar um ânimo positivo na vida é fazer afirmações, ou seja, declarações positivas sobre si mesmo e sobre o que se acredita ou se quer muito acreditar. Por exemplo, dizer "Eu sou bonita" todos os dias ajuda a sintonizar a sua mente e seus sentimentos com a vibração da beleza. No entanto, uma pessoa que é interiormente pobre não será capaz de ter uma gratidão verdadeira nem sentimentos positivos com relação à vida, e, portanto, nem cem afirmações por dia vão fazê-la se sentir bonita. A frase "Você colhe o que planta" tem um profundo significado nesse caso, pois você só pode obter na vida o que você realmente é e o que sabe e sente, dentro de si, que é verdadeiro, não o que quer que seja verdade.

O uso de afirmações para ajudar a manifestar as coisas que você quer na vida funciona melhor quando alicerçado na prosperidade interior. Caso contrário, a afirmação vai diretamente contra o que você sente por dentro e cria tensão. Tempo e persistência podem ajudar a diminuir essa tensão, mas, em curto prazo, utilizar uma afirmação em que você não acredita realmente pode fazer mais mal do que bem. Se uma pessoa mantém noções arraigadas que impedem a prosperidade interior e a felicidade, ela vai precisar de muito trabalho e um esforço persistente para superar isso. A prosperidade, interior ou exterior, é uma energia que flui. Qualquer coisa que contribua para obstruir o livre fluxo dessa energia limita a sua capacidade de senti-la e vivenciá-la.

O mantra, por outro lado, tem resultados benéficos para todos e pode ser utilizado para eliminar sentimentos que impedem ou de alguma forma limitam a prosperidade interior. Os sons seminais dos mantras agem diretamente dentro e sobre o corpo sutil; mas esse conceito será discutido posteriormente.

A principal lição da prosperidade interior é contar com o que você tem e não se preocupar em saber se os seus sentimentos de prosperidade são pequenos ou não. Trabalhe com eles, cultive-os, e eles vão crescer. É praticamente impossível trabalhar com algo que você não tem, mas isso é algo de que a mente tenta convencê-lo. Em vez de focar os aspectos positivos que tem na vida e se empenhar em nutri-los, a mente concentra a atenção nos aspectos negativos e nas coisas que não temos, o que faz a prosperidade interior diminuir.

É da natureza humana olhar para uma situação ruim na vida e tentar se concentrar em algo contrário como forma de escapismo, em vez de estabelecer metas realistas para alcançar o sucesso. Eis um exemplo. Se você é uma pessoa negativa, simplesmente dizer repetidamente a si mesmo "Eu sou saudável" não vai torná-lo mais saudável. Utilizada dessa maneira, a afirmação não funciona, porque vai contra o que tanto a mente quanto o coração sabem ser verdade. Se você usar as afirmações em conjunto com a prosperidade interior e seu propósito de vida e combiná-las com metas realistas que estejam de acordo com a prosperidade interior que sente, o sucesso será um resultado natural. Por exemplo, se uma pessoa pouco saudável sabe que não é saudável e toma medidas apropriadas para recuperar a saúde, enquanto diz a si mesma "Estou me empenhando para reequilibrar a minha saúde e o meu bem-estar", a afirmação será verdadeira e contribuirá para criar uma dinâmica positiva que ao longo do tempo vai levá-la à estabilidade nessa busca. Sempre que uma afirmação atua em sintonia com a sabedoria do coração, ela gera um impulso para o cultivo da prosperidade interior. No entanto, o maior desafio que as pessoas enfrentam é eliminar todo o lixo e os pensamentos condicionados que agem para impedir a prosperidade interior. Por meio de um trabalho intenso para eliminar as formas-pensamento condicionadas da mente e ao mesmo tempo honrar o refúgio interior e os sonhos do coração, o progresso em direção à prosperidade equilibrada, tanto interior quanto exterior, é possível.

Vamos agora examinar os diferentes tipos de temperamento e constituições corporais, para você aprender a identificar o que todos eles significam e a trabalhar com as suas energias vibracionais, de modo a cultivar em si mesmo a melhor pessoa que pode ser. A compreensão de algumas noções básicas sobre a mente e o papel do coração na cura irá lhe dar uma base sólida para descobrir que tipos de técnica funcionam melhor para você. Independentemente das técnicas que usa, o segredo do seu sucesso vem da compreensão que você tem tanto da sua mente quanto do seu coração.

Capítulo Dois

Tudo sobre o corpo energético

Até agora verificamos superficialmente o que é cura vibracional e como ela está conectada à mente, ao intelecto, ao coração e aos sentimentos. Esses quatro componentes estão relacionados com os aspectos anímicos da tríade corpo, mente e alma, além de causar um impacto direto sobre o que acontece no corpo físico. Eles são partes indispensáveis da vida e da saúde, e entender melhor como funcionam trará muito mais profundidade à sua jornada de cura. Neste capítulo, vamos discutir o que é energia sutil, suas diferentes origens e como cultivá-la dentro de si mesmo. Também vamos examinar o corpo de energia sutil e cada um dos sete chakras principais, além de outros três de grande importância para a saúde e a cura. Com essas informações já é possível compreender as noções básicas de temperamento individual e constituição física, que vamos discutir em termos de gunas e elementos da natureza.

Energia sutil — O que é?

O que confere às pessoas a sua aparência única, a sua personalidade, os seus talentos e desejos? O que faz de cada pessoa um indivíduo único? Tudo isso é fruto da disposição interior e dos componentes sutis da vida, o que inclui a energia sutil conhecida como prana ou *chi*, e o corpo sutil, que consiste nos chakras, nos gunas e nos cinco elementos. Vamos começar pela energia sutil, o que é, o que não é e como ela pode ser conceituada.

Você alguma vez já conseguiu perceber a energia sutil? Já sentiu o vórtice de energia dos seus chakras ou um formigamento nas mãos depois de esfregá-las? Alguma vez já passou por uma sessão de cura energética que lhe deu a sensação de que algo se movia dentro de você, embora não conseguisse descrever o que era? Sinto a energia, de uma forma ou de outra, desde que eu era pequena, mas uma das experiências mais antigas e notáveis que tive aconteceu quando fui levada a um acupunturista. Achei fascinante que ele conseguisse fazer o meu corpo todo vibrar só enfiando agulhinhas finas na superfície da minha pele! Isso definitivamente me obrigou a deixar de lado o pensamento convencional com relação à saúde e à cura. Quando criança, eu não sabia o que era chakra ou energia sutil; só sabia que algo incrível e único estava acontecendo dentro de mim.

Aos vinte e poucos anos, decidi aprender mais sobre energia sutil e os aspectos invisíveis da vida para aprofundar a minha compreensão sobre ela. Vou resumir o que aprendi de uma forma prática e objetiva. A base do corpo sutil é um sistema interconectado de canais de energia sutil que abrange todo o corpo, tanto o energético quanto o físico. Esses canais condutores de energia sutil (semelhantes a nervos) são em geral chamados de meridianos ou *nadis*. Segundo os *Vedas*, uma das antigas escrituras espirituais da Índia, existem ao longo do corpo 72.000 *nadis*, que atuam em conjunto, como canais para levar a energia sutil ao corpo todo, e são também os condutos de energia que interagem com aquilo a que nos referimos como chakras.

A energia sutil é a força vital inata que existe em todos nós. Você pode pensar nela como vitalidade, motivação, impulso ou qualquer outro conceito mais comum. Trata-se da força sutil que impulsiona todos os outros aspectos do ser (os processos inatos biológicos, a capacidade do corpo para se curar, o carisma da pessoa) e é também o combustível que usamos para concretizar os nossos sonhos. A energia sutil é comumente chamada de *chi*, *qi* ou prana; sendo *chi* e *qi* palavras chinesas, e *prana*, uma palavra sânscrita. Estou definindo essas palavras agora para que você saiba, ao ouvir falar delas em outro lugar, que todas se referem à mesma energia subjacente.

Uma pergunta comum sobre a energia sutil é a relação entre ela e a energia kundalini. A kundalini é definitivamente energia sutil, mas nem toda energia sutil é kundalini. Existem muitas opiniões divergentes sobre as diferenças entre a energia sutil e a energia kundalini. As pessoas têm diferentes experiências com base em sua própria predisposição, seu temperamento, sua tradição religiosa ou espiritual, seu caráter e seus desejos, o que torna impossível dar à kundalini uma definição única. Não existem duas pessoas que experimentem a kundalini, ou energia sutil, exatamente da mesma maneira. Para facilitar a conceitualização e o discernimento interior, digamos que a diferença mais notável seja a fonte de onde elas provêm. A energia sutil pode ser cultivada de várias maneiras, tanto interna quanto externamente, enquanto a kundalini vem exclusivamente da parte mais profunda do nosso ser. Além disso, as diferenças tangíveis são sentidas quando essas duas energias são vivenciadas, embora essas diferenças em geral decorram principalmente da intensidade da experiência, pois elas podem se manifestar de maneiras semelhantes. Repetindo: a kundalini é definitivamente energia sutil, mas nem toda energia sutil é kundalini. Embora a energia sutil e a kundalini utilizem a mesma energia, a kundalini tem a consciência da Alma como força direcionadora e substância primária, ou seja, determinando como a energia sutil se move e de onde ela deriva. Você pode pensar na kundalini como a própria Alma, movendo sua consciência unificada através do corpo. A Alma como centelha de Deus e do eu, a forma microcósmica do universo macrocósmico, já contém tudo dentro dela. Como tal, não necessita de nenhuma outra fonte de onde extrair sua energia. A experiência da energia kundalini pode ser muito intensa, pois ela é uma forma pura de poder, incomparável a qualquer outra coisa. Para algumas pessoas, essa intensidade se expressa na forma de uma alegria e uma felicidade impressionantes! Para outras, pode ser muito dolorosa e causar um grande medo e doenças físicas reais. Tudo depende do que está armazenado dentro do corpo sutil.

Nem todos os corpos sutis encontram-se nas mesmas condições, e isso fica evidente quando as pessoas enfrentam problemas com a energia kundalini. Em termos práticos, todo ser humano possui os mesmos componentes, os mesmos nadis, os mesmos chakras e o mesmo sistema de energia sutil, mas, se esse sistema funciona bem ou não, isso depende da pessoa. O corpo sutil pode ser forte e robusto ou débil e frágil. Ele pode ser fortalecido por meio da prática aplicada ou enfraquecido por negligência e autoabandono. Também pode enfraquecer ao longo dos anos e desenvolver bloqueios que impeçam o livre fluxo da energia. Para que uma pessoa viva na sua melhor forma, do ponto de vista emocional, físico e espiritual, seu corpo sutil precisa estar forte e em boas condições. Para cultivar suas capacidades parapsíquicas ou de cura, é preciso ter um corpo sutil forte e robusto.

Pense no corpo sutil como uma lâmpada e, na energia sutil, como a eletricidade que acende a lâmpada. Se a lâmpada é de 60 watts e a pessoa a liga a uma rede de 200 watts, a corrente queima a lâmpada. Sem ela, a eletricidade não tem um canal por onde se expressar e acender a luz. Tentar compreender a energia sutil e trabalhar com ela por meio de um corpo sutil fraco é como tentar passar uma corrente de 200 watts por uma lâmpada de 60 watts; ele não funciona e pode causar problemas. Um corpo sutil cheio de bloqueios é como uma pia entupida. Os canos precisam ser desobstruídos para que a água possa fluir livremente. Tanto a eletricidade quanto a água são boas analogias para explicar como a energia sutil flui pelo corpo sutil, pois ela se expressa de diversas maneiras diferentes! Pode assumir características diferentes de acordo com as intenções, o foco e a força de vontade da pessoa. Também se expressa de maneiras variadas, dependendo da parte da mente, do corpo e do sistema energético em que está. Às vezes ela é suave e fria e, outras vezes, pode ser quente, ardente e eletrificada!

A energia sutil recebe diferentes nomes de acordo com o lugar em que ela se encontra no corpo e a sua função, mas trata-se basicamente da mesma substância. Vamos usar a luz solar como exemplo. A luz solar contém nela todo o espectro de cores do arco-íris, embora não consigamos ver cada uma dessas cores ou frequências quando estão combinadas sob a forma de luz solar. A energia sutil também contém muitas frequências diferentes que formam um todo unificado quando se combinam numa corrente. A percepção e a intenção fazem com que a energia assuma frequências distintas (assim como os raios solares) e uma personalidade única. Isso ficará mais claro quando descrevermos os chakras e as diferentes fontes de energia que eles contêm.

Uma ideia geral sobre os chakras

Os chakras são pontos focais de energia do nosso corpo que resultam de uma convergência de energias sutis. Os nadis do corpo sutil transportam energia sutil de um lugar para o outro, se intercruzam e formam uma complexa rede de condutores que levam energia ao longo de todo o corpo. Os principais pontos de intersecção dos nadis são os chakras. Qualquer parte do corpo em que haja numerosos, talvez milhares, pontos de interseção de energia é um local de poder, que afeta todos os níveis do ser, incluindo a mente, o corpo, as emoções e a alma. A alma em si é praticamente impenetrável e permanece sempre a mesma, mas as nossas percepções dela, o acesso a ela e a capacidade de funcionar em harmonia com o resto do corpo, com a mente e com as emoções são afetados pela forma como a energia se move no sistema de corpos sutis e nos chakras, em particular.

Existem literalmente centenas de livros que tratam da estrutura do chakras, dos mantras e de tudo que você poderia querer saber a respeito, então aqui vou tratar apenas dos fundamentos básicos dessa estrutura (para que você possa visualizá-la) e me aprofundar muito mais na consciência e no temperamento de cada um desses centros de energia do corpo. Cada chakra é único, e seu funcionamento de todos eles em conjunto faz de nós um todo unificado. Quando os chakras não estão em harmonia, não estão equilibrados ou apresentam bloqueios que impedem o livre fluxo da energia através deles, o nosso estado de espírito, nosso temperamento, nosso comportamento e até mesmo nossa saúde física podem ser afetados.

Os chakras foram comparados a uma flor de lótus, cada um deles com um determinado número de pétalas. As pétalas dos chakras representam as diferentes capacidades da mente, ou centros cerebrais, e também são conhecidas como *dalas*. A analogia com uma flor é benéfica, visto que invoca um sentimento de beleza e assombro que é essencial para cultivarmos a prosperidade interior mencionada anteriormente. Cada pétala de um chakra é um ponto focal para uma energia única. Os primeiros seis chakras principais do corpo tem um total de cinquenta pétalas — cinquenta emanações diferentes de energia! Essas cinquenta pétalas são repetidas vinte vezes cada uma, formando o lótus de mil pétalas do chakra da Coroa, que contém as mesmas dalas dos primeiros seis chakras e funciona quando essas energias atuam juntas em harmonia, como partes de um todo. Cada uma das vinte repetições das dalas tem uma frequência energética maior do que a anterior, aumentando a sua potência no chakra da Coroa. O fato de esse chakra, muitas vezes considerado a sede da iluminação, não conter nada que não sejam as mesmas energias encontradas nos principais chakras do sistema do corpo sutil, atuando juntas num único mecanismo, é uma indicação ainda maior da unidade de tudo o que somos e contemos. O chakra da Coroa não pode se mostrar totalmente funcional, aberto e receptivo enquanto tudo o que ele contém (que é tudo o que existe dentro de nós) não esteja funcionando como uma unidade e em harmonia.

Todos os chakras têm um uma mantra ou uma frequência vibracional que corresponde às suas energias. Os primeiros cinco chakras também têm elementos correspondentes que se relacionam às nossas percepções sensoriais da vida. Vou me concentrar nos conceitos relacionados com os chakras que não são amplamente discutidos em outras fontes, mas que ainda assim são cruciais para a saúde, o bem-estar e a compreensão do que cada um de nós realmente é.

Muitas pessoas não sentem diretamente seu corpo sutil. A energia sutil como um todo é algo que precisamos aprender a cultivar e trabalhar — ter uma compreensão intelectual dela não é suficiente. A discussão sobre conceitos complexos relacionados aos chakras que apenas pessoas com extensa prática espiritual ou de meditação podem conhecer por experiência própria exclui aqueles que simplesmente querem se conectar com eles. E, embora eu possa transmitir uma série de informações sobre os chakras, a menos que a pessoa as vivencie diretamente e saiba como trabalhar com a energia sutil, elas não serão de muita serventia.

Uma boa maneira de qualquer pessoa começar a compreender a energia sutil é procurar aprender sobre o seu próprio guna (sattva, rajas e tamas) e sua composição elementar (Terra, Ar, Fogo, Água e Éter) por meio da experiência direta. O guna neste contexto se relaciona diretamente com temperamento ou o caráter individual, ao passo que a composição elementar está relacionada tanto com as tendências que moldam o estilo de vida quanto à composição do corpo físico. A experiência direta disso tudo só acontece quando a pessoa é capaz de identificar conscientemente quais gunas ou elementos são mais poderosos em sua vida, num determinado momento. Depois que a experiência direta do temperamento ou da composição corporal é despertada, a pessoa pode aprofundar seu processo de aprendizagem integrada. Se você se dedicar ao estudo e à exploração do seu próprio temperamento, poderá aprender a discernir o que o faz ser o que é. Esse processo de aprendizagem integrada começa com o conhecimento interior, que por si só já contribui para eliminar seus conceitos equivocados.

Aqui está um exemplo pessoal. Gosto de atividade e agitação, mas também adoro ficar na minha casa, em frente à lareira. Meu intelecto se alimenta da contemplação e da investigação. Aprecio a boa comida e as boas companhias, com moderação. Gosto de solidão, com moderação. Gosto da natureza e do inverno e do barulho de água corrente. Adoro perfumes e as paixões básicas da vida. Amo a música, o canto e a dança. Sou flexível e gosto de ouvir, mas quando estabeleço um curso de ação, sigo em frente até o fim, com foco e devoção. Valorizo o sagrado acima de tudo.

Graças a todo esse conhecimento sobre mim e de vários anos de contemplação e aprendizagem, fui capaz de perceber que sou uma pessoa de Terra, Fogo e Éter, tanto no temperamento psicológico e no que se refere aos gunas e à composição corporal, quanto nas tendências, que se referem aos elementos. Esses atributos serão explicados em maiores detalhes quando aprendermos sobre os gunas e os elementos, no Capítulo 3.

Vamos estudar os chakras e como eles se relacionam com o temperamento e a composição. Ao compreender até mesmo as informações mais básicas sobre o seu próprio temperamento, você pode trabalhar de modo eficaz com a energia de cada chakra, para trazer equilíbrio, prosperidade interior e vitalidade à sua vida.

Primeiro Chakra (Muladhara)
A Base da Vida Física

O primeiro chakra do corpo fica próximo à base da coluna, entre o ânus e os órgãos genitais. É chamado de primeiro chakra, chakra da Raiz, ou pelo nome Muladhara. *Muladhara* significa "apoio básico", e isso é exatamente o que a energia desse chakra oferece às pessoas. Ele oferece uma base a todos os aspectos da vida. É considerado a morada da alma, a kundalini, e o lugar a partir do qual se constrói alicerces. Para que qualquer coisa construída na vida possa ser estável, quer se trate de uma casa ou de uma ideia, é preciso que ela tenha uma base sólida. Sem alicerces, o que se

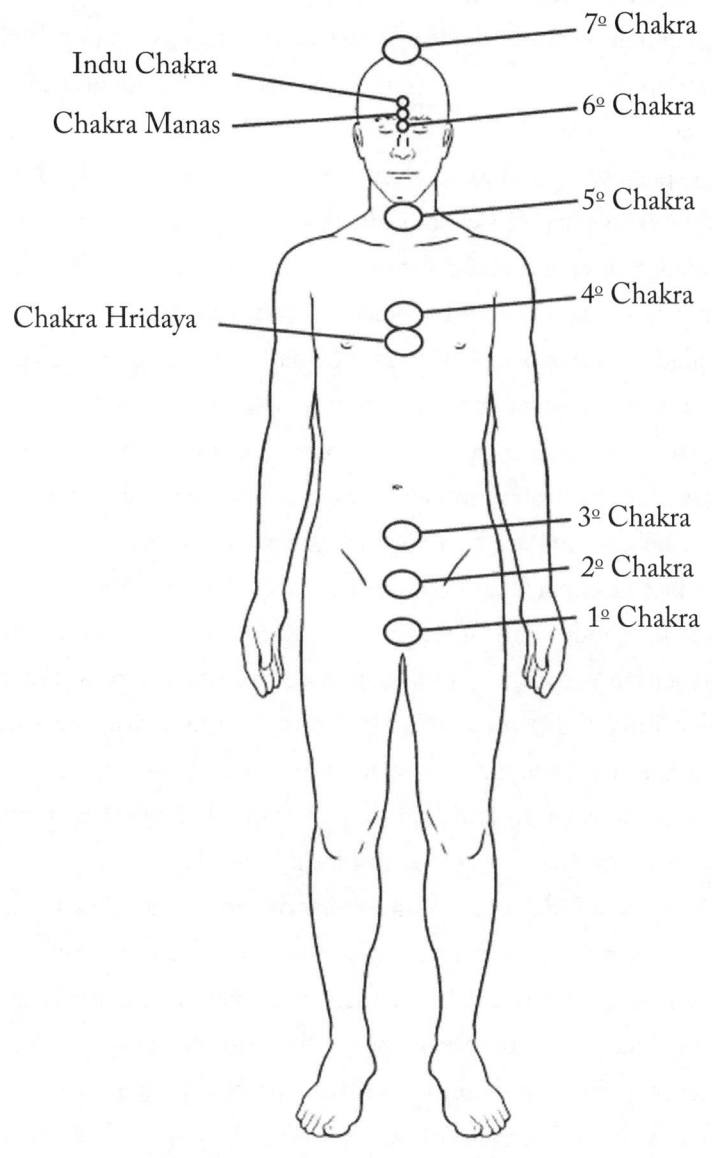

7º Chakra
Indu Chakra
6º Chakra
Chakra Manas
5º Chakra
4º Chakra
Chakra Hridaya
3º Chakra
2º Chakra
1º Chakra

Os dez chakras

pode construir? Com uma base frágil, tudo o que for construído não será mais estável do que um castelo de cartas. A solidez desse chakra apoia-se também no seu elemento correspondente, que é a Terra.

As pétalas desse chakra relacionam-se às paixões primitivas da vida. Se essas paixões são escassas, elas são expressadas como necessidades. Se essas paixões estão presentes e integradas a um estilo de vida saudável, vão ser vivenciadas como alegria e até mesmo felicidade. As paixões primitivas da vida incluem a comida, porque uma boa dose da energia sutil necessária para a sobrevivência vem da comida; sexo, porque o sexo é relaxante e a procriação é necessária para a sobrevivência da espécie humana; sono, porque o sono é necessário para a cura e a integração; e por fim a paz, porque a paz é essencial para nos sentirmos ligados ao universo. Uma pessoa não pode sentir uma total conexão com a alma ou o universo sem um sentimento subjacente de paz que dissipe a dúvida e a discórdia. Esse tipo de paz não significa ter uma disposição ou um caráter pacífico, mas se sentir completamente seguro na vida e com o que ela apresenta. É essa paz profunda que faz com que sejamos mais dinâmicos e destemidos no mundo.

Embora a vida tenha muitos tons de cinza, situações e percepções complexas, a maneira como nos relacionamos com nós mesmos, com as nossas paixões mais fundamentais e com a energia do chakra da Raiz precisa ser muito bem definida; preto no branco, como se diz. A ambiguidade na percepção não é aceitável quando se trata da construção de bases sólidas na vida. O elemento Terra, que corresponde ao chakra da Raiz, também é sólido e fixo, mas é um lugar fértil para o crescimento. Como esse chakra concede alicerces e suporte para toda a vida, ele é considerado a sede do caminho de vida único de cada pessoa e do seu chamado pessoal, também conhecido como dharma. Se o dharma não é vivido e alimentado a partir do chakra da Raiz, não pode crescer e se desenvolver em qualquer outra parte do corpo sutil ou da vida.

Para que a energia flua livremente no chakra da Raiz, tem de haver um equilíbrio entre os impulsos biológicos básicos e o propósito de vida. Quando há um equilíbrio entre essas duas expressões muito primitivas e aprendemos a controlá-las, fazendo-as atuar em conjunto e não uma contra a outra, a energia do chakra da Raiz pode funcionar como um todo e de forma completa. Gosto de pensar nisso como a "cartilha da vida": muito sono nos leva à inércia e à preguiça; pouco sono nos sobrecarrega e nos leva à exaustão. Muita comida nos leva à obesidade e a um corpo pouco saudável, pouca comida nos deixa sem energia, e assim por diante. As consequências de muito sexo ou pouco sexo dependem de várias outras questões que não podem ser tratadas em poucas linhas. Não se pode sentir paz até que esses três outros elementos (a relação com o sono, a alimentação e a sexualidade) estejam em equilíbrio.

Por causa da conexão do primeiro chakra com o dharma e com o caminho de vida em geral, com alicerces sólidos e uma energia sutil poderosa, ele também é visto como o lugar, dentro de nós, que produz ou remove obstáculos na vida. Seria ótimo ter um chakra da Raiz muito sólido e bem definido desde o nascimento, mas a vida nem sempre acontece dessa maneira. Construir alicerces fortes é algo que leva tempo e requer muito trabalho interior para entendermos o que precisamos fazer e cultivarmos a confiança necessária para sairmos em busca da nossa vocação na vida. O primeiro chakra é ao mesmo tempo um ponto de partida para estabelecermos intenções claras e hábitos saudáveis e também um ponto-final. Uma das últimas coisas que se alcança por meio do equilíbrio entre a mente, o corpo e a alma é uma base sólida para sustentar tudo na vida, de forma inequívoca, em todas as situações. Quando o primeiro chakra torna-se essa sustentação, sem que seja necessário despender uma energia muito grande para mantê-lo equilibrado e bem condicionado, a vida pode chegar a qualquer patamar que estivermos dispostos a alcançar.

As modalidades com base no temperamento (guna), descritas no Capítulo 6, são bons pontos de partida para se trabalhar a energia do primeiro chakra. O temperamento e o caminho de vida são o que produz a energia poderosa e equilibrada do primeiro chakra. No Capítulo 6, você também vai encontrar uma Técnica para Cultivar a Prosperidade Interior, que vai proporcionar uma base sólida e uma plataforma para você crescer a partir do primeiro chakra.

Segundo Chakra (Svadhisthana) — A Morada do Eu

O segundo chakra do corpo fica na parte inferior do abdômen, entre o umbigo e os órgãos genitais. Ele é conhecido como chakra Svadhisthana, que significa "morada do eu". Embora a alma propriamente dita não esteja no segundo chakra, por uma série de razões é ali que reside a nossa percepção dela e da vida. Tudo o que existe é sempre visto através das lentes da percepção, por isso as nossas percepções têm de ser claras para que sejamos equilibrados, saudáveis e realizados. Como já foi mencionado, as percepções vêm tanto dos sentimentos quanto da mente, que é influenciada pelas formas-pensamento e pelo contato sensorial do olfato, do paladar, da visão, do tato e do som, que têm uma correlação direta com os elementos. O segundo chakra é o único que mantém em seu interior as vibrações de todos os elementos exceto as do éter, como uma forma de nos ensinar a sentir a vida e as experiências.

O segundo chakra também se relaciona com os conceitos de pureza do ser e da força intrínseca que vem da pureza. A pureza é um conceito que se refere especificamente ao indivíduo em questão, e não uma noção uniforme de algo puro ou impuro. É sobre como você se relaciona com os aspectos únicos de si mesmo, a sua composição elementar única, o seu dharma, o seu temperamento e suas experiências de vida combinadas. Se qualquer um desses elementos estiver fora de sintonia, surgirão bloqueios energéticos no segundo chakra. Se experiências e impressões sensoriais ao longo da vida fizeram com que a pessoa se desconectasse do seu eu interior, isso se manifestará por meio de bloqueios na energia desse chakra, que também está estreitamente relacionado com a capacidade de fluir, devido à sua ligação com o elemento Água.

Para entender melhor o que quero dizer com o conceito de pureza do eu, pense numa criança pequena ou num bebê. Os bebês choram quando estão infelizes ou querem alguma coisa e riem quando estão felizes. As crianças expressam exatamente o que sentem ("Eu quero sorvete agora!"), sem sequer pensar a respeito. Trata-se de uma expressão totalmente pura e imparcial do sentimento, sem o filtro da mente. Isso é o que se entende por pureza do eu: sem filtrar a expressão autêntica. As crianças não se sentem constrangidas com as situações até que são ensinadas a se sentir assim. As crianças não sentem vergonha até que aprendam esse sentimento com alguém. Isso significa que as crianças estão sempre no presente e não são afetadas por formas-pensamento da mente. Como tal, elas são puramente elas mesmas e seguem apenas o coração, sem se deixar levar pela mente ou pela razão. Isso é muito difícil para os adultos, por causa dos padrões aprendidos e dos condicionamentos mentais que todos temos e contaminam a percepção que temos da vida e a pureza do eu.

Quando a mente e as formas-pensamento entram em cena, elas mudam as percepções do eu e a maneira pela qual nos relacionamos com a nossa natureza inata e com o nosso dharma. Por causa dessa conexão entre a percepção e as formas-pensamento, o segundo chakra é considerado a base da mente subconsciente. As percepções são reflexos das nossas experiências de vida acumuladas. Uma das grandes forças do segundo chakra é a capacidade de ser flexível, de integrar novidades à nossa realidade, para que possamos nos tornar o que queremos.

A força pessoal e a pureza do eu estão intrinsecamente interligadas porque, quando adequadamente cultivado, o que é puramente seu eu se torna forte e robusto com o tempo. Se nutrir a essência do seu ser, você vai crescer. No entanto, se nutrir falsas percepções de si mesmo, essas falsas percepções também vão crescer. Sua vida é o jardim das suas percepções; se você não se livrar das ervas daninhas, elas vão crescer junto com as flores, ofuscando a sua beleza. Para ter um jardim bonito, as ervas daninhas tem de ser arrancadas para que as flores recebam todos os nutrientes e a atenção de que precisam para crescer. Para que seu eu se desenvolva forte, as ervas daninhas das falsas percepções precisam ser arrancadas, de modo a não obstruir o fluxo do que você realmente é. É preciso força para eliminar tudo que pode tentar impedi-lo de ser você mesmo. Portanto, para ser puramente você mesmo, também é preciso ter força interior.

Devido à ligação com a natureza fluida da Água e com a receptividade ao que experimentamos na vida, o segundo chakra é um recurso importante para estabelecermos limites muito saudáveis e bem-definidos para o eu. Os limites são a força do segundo chakra, que é essencial para termos percepções claras de nós mesmos. Quando não estabelecemos nossos limites, os pensamentos e sentimentos de outras pessoas podem facilmente nos afetar e influenciar nossos sentimentos e percepções da vida. Quando as fronteiras do segundo chakra não são fortes, seus sentimentos se misturam com os sentimentos e percepções das outras pessoas e passa a ser difícil saber quem realmente somos e no que realmente acreditamos. A individualidade e uma noção clara do dharma são resultado de fronteiras bem-definidas. São elas que criam o nosso veículo individual para a mente e o corpo, o modo como eles se relacionam com as experiências da vida e a própria alma percebe a vida. Até que ponto você acha que conhece e vive o seu dharma? Você tem uma noção clara do seu propósito na vida, das suas preferências e aversões, dos seus desejos? Ou esses sentimentos variam de acordo com o que você está fazendo ou das pessoas com quem está? Se você descobrir que suas percepções mudam com frequência ou não são muito claras, saiba que isso é porque a energia do segundo chakra precisa se desenvolver um pouco mais e seu eu precisa estabelecer fronteiras mais robustas. Experiências negativas na vida, sofrimento e violência afetam esse chakra e exigem muitos cuidados e trabalho de cura para que seu equilíbrio seja restabelecido. Você se sente uma vítima ou considera a vida uma tela em branco, onde pode pintar a realidade que mais lhe agradar?

A natureza fluida do segundo chakra é decorrência das suas energias criativas. Podemos criar a nossa realidade aprendendo sobre os ciclos e energias da criatividade, da preservação e da destruição. Toda cura decorre da nossa capacidade de mudança, ou fazendo uma região ferida se integrar outra vez, preenchendo-a e lhe dando suporte com energia nutritiva, ou destruindo qualquer manifestação negativa que prejudique o nosso bem-estar. As duas coisas requerem fluidez, poder de mudança e conexão com a essência do eu; disposição para deixar o que é antigo e doloroso e para dar as boas-vindas ao todo e ao carinho por si. Como a vida nem sempre traz experiências boas, a capacidade de fluir e de mudar nossas percepções nos leva a ver o lado bom de qualquer situação e descartar com facilidade o ruim. Tendências para a tristeza e para a preocupação indicam fraqueza no segundo chakra e mostram que precisamos aprender a fluir e cultivar nossa prosperidade interior.

Ao descrever o primeiro chakra, tratamos das paixões primais da vida. O segundo chakra é onde essas paixões adquirem forma e dão base às experiências da vida. As paixões da vida estão associadas ao temperamento e à composição corporal (os gunas e os elementos que descreveremos no Capítulo 3), e as experiências de vida do indivíduo moldam o que ele se torna. A natureza fluida do segundo chakra nos ajuda a curar, mudar, crescer e lidar com todos os aspectos da vida. Limites sólidos nos ajudam a saber com clareza quem somos e nos preserva de sentimentos que não nos beneficiam. A combinação de limites bem-definidos e uma natureza fluida propicia equilíbrio às experiências da vida e pode ser usada de um modo positivo, para determinar o que queremos e nos ajudar a seguir a nossa vocação.

O Capítulo 6 apresenta técnicas e métodos para trabalharmos com o elemento Água (como a Técnica de Purificação com o Elemento Água), o que será extremamente benéfico para o trabalho com as energias do segundo chakra.

Terceiro Chakra (Manipura) —
A Cidade das Joias

O terceiro chakra está localizado entre o umbigo e a base do esterno. É conhecido como chakra Manipura, que significa "cidade das joias", em sânscrito. Trata-se da sede do elemento Fogo, da força de vontade, do poder pessoal e do desejo. Também está ligado ao sentido da visão. Por ser o chakra com provavelmente a maior concentração de energia sutil, ele irradia prana (força vital) para outras regiões do corpo e abastece o corpo todo com energia sutil. Pessoas com grande carisma tem um terceiro chakra muito forte. Os agentes de cura sabem como usá-lo para se manter saudáveis, positivos e equilibrados e para direcionar sua energia para a prática de cura.

Você já se sentiu enjoado ou com dor de estômago depois de alguém lhe dizer ou fazer algo que o tenha desagradado? Isso aconteceu porque essa pessoa afetou o seu poder pessoal e seu autocontrole, no terceiro chakra. Tudo o que deseja na vida, o terceiro chakra traz para você. Esse é o lugar onde aquilo que está acontecendo a você no nível sutil começa a tornar-se perceptível no mundo físico. A energia desse chakra mostra se a sua vida está beneficiando seu progresso ou não. As pessoas de sucesso sabem como usar sua força de vontade e seus desejos para dar forma a tudo que desejam criar na vida. Quando a energia sutil abastece as nossas intenções, as coisas acontecem e os nossos desejos se manifestam. Pessoas sem êxito dispersam sua energia em muitas atividades diferentes ou não são claras quanto aos seus desejos. Quando temos desejos demais, nenhum deles atrai a nossa intenção plena e o foco necessário para tornarem-se realidade.

Como já mencionamos na seção correspondente ao segundo chakra, o que desejamos na vida só se tornará realidade se estivermos equilibrados e conseguirmos desenvolver nosso senso de identidade. Quando as energias do terceiro chakra estão em ação e fluindo livremente, o desejo entra naturalmente em sintonia com o nosso mais elevado potencial e com o nosso dharma. Quando há medo ou outras emoções negativas, a pessoa se desvia do seu dharma e sua energia prânica enfoca outros desejos menos importantes. Os três principais sentimentos que prejudicam o fluxo da energia dos primeiros três chakras são a cobiça, a luxúria e o desejo egoísta, respectivamente. Quando qualquer um dos três ou todos eles consomem os pensamentos da pessoa, a energia dela é dispendida no cultivo desse sentimento e não na realização do seu propósito de vida.

Quando desejos de qualquer espécie são bloqueados, surge a raiva. Pessoas com raiva sempre têm algum tipo de bloqueio no terceiro chakra. O medo é outro traço negativo que se acumula no terceiro chakra e contribui para obstruir o nosso poder de realização em qualquer nível. A maioria dos bloqueios energéticos ocorre nos três primeiros chakras, porque esses são os chakras que afetam diretamente a forma como nos relacionamos com os outros e com o mundo em geral. Os relacionamentos são uma das grandes lições da vida, e pode levar muito tempo para que sejam equilibrados. Quando o terceiro chakra está funcionando corretamente, a pessoa é positiva e otimista, carismática e um líder natural. A negatividade percebida interiormente é tão insignificante que é facilmente sobreposta pela perspectiva positiva. As pessoas que têm um terceiro chakra bem desenvolvido conseguem sem muito esforço o que querem na vida, mesmo que esses desejos não sejam o melhor para ela. Para assegurar que os nossos desejos estejam em sintonia com o nosso dharma, a energia do primeiro, do segundo e do terceiro chakras precisam estar em equilíbrio e harmonia.

O nome Manipura, ou "cidade das joias", alude ao potencial infinito que esse centro de energia contém e pode ser usado para nos proporcionar os nossos maiores sucessos na vida e realizar todos os nossos desejos. Todo mundo tem dificuldades na vida, isso é o que faz dela uma oportunidade de crescimento. As pessoas de sucesso têm dificuldades também, e talvez ainda mais do que a maioria das pessoas, mas esse sucesso é resultado de como elas encararam os desafios. Qualquer desafio pode ser superado com conhecimento e ações adequadas e, talvez ainda mais importante, a atitude apropriada de autoempoderamento. Quando estamos de posse da nossa força pessoal, sempre encontramos uma maneira de superar qualquer dificuldade. Devido à sua energia prânica densa, o terceiro chakra é fundamental em toda a cura. Quando sabemos dirigir esse fluxo de energia, curar a nós mesmos e as outras pessoas é algo perfeitamente tangível.

As técnicas que se relacionam com o guna rajas e com o elemento Fogo são, ambas, muito eficazes para estimular o terceiro chakra. As duas são descritas no Capítulo 6. A técnica Visualização para se Abastecer de Energia Sutil é um ótimo ponto de partida. Se você pratica yoga ou outros tipos de atividade física, saiba que técnicas que envolvem a área abdominal e do umbigo estimulam a energia do terceiro chakra. A atividade física é uma boa maneira de trabalhar essa energia e realmente senti-la no nível físico.

Quarta Chakra (Anahata) —
O Som não Produzido

O quarto chakra é conhecido como Anahata, que em sânscrito significa "som não produzido" e refere-se ao sentido do toque. Muitas pessoas pensam nele como o chakra do Coração, mas isso é um equívoco. Vamos descrever o chakra Hridaya (chakra do Coração) em detalhes mais adiante neste capítulo. O chakra Anahata é um ponto do corpo sutil onde ocorre uma convergência de energias, o que leva a possibilidades infinitas e à possibilidade muito real de estarmos completamente em sintonia tanto com o universo exterior quanto com o nosso universo interior. Quando o trabalho exterior e o interior estão em harmonia, temos um potencial infinito de criação, expressão e alinhamento com o propósito da nossa vida.

O quarto chakra é um ponto focal. É onde vemos, vivenciamos e percebemos a informação acumulada de todos os chakras abaixo e acima do Anahata. Esse centro de energia funde tudo o que você é e lhe dá a capacidade de perceber todo o seu potencial. A vozinha quase imperceptível da intuição vem desse chakra; quando a pessoa aprende a trabalhar com essa energia, o conhecimento assume um significado totalmente novo. Em vez de memorizar e assimilar informações externas, de livros ou pessoas, o conhecimento passa a vir espontaneamente de um saber interior.

O verdadeiro saber não depende do nosso grau de instrução. O conhecimento exterior pode ajudar a estimular a sabedoria interior que todos temos dentro de nós, mas o profundo conhecimento interior vem de um lugar de silêncio, quietude e energia potencial, tudo que o quarto chakra representa. Anahata significa som não produzido; isso é significativo, porque, quando o som é audível, ele é uma frequência energética criativa que se move numa direção específica e com uma finalidade específica. O som não produzido refere-se ao potencial que está dentro de nós, que está dormente e precisa de um catalisador para levá-lo para fora. Só quando conseguimos perceber com clareza o nosso potencial na vida, conseguimos tomar as atitudes apropriadas para manifestar esse potencial.

Quanto mais fundo mergulhamos nesse centro de energia, mais profunda é a ligação que estabelecemos com nós mesmos e com o universo como um todo. Quanto mais ligados estamos ao potencial infinito do universo, mais gratidão, humildade e prosperidade interior podemos desenvolver. Se os três primeiros chakras não são negligenciados, é mais fácil direcionar energia para esse chakra e desenvolvê-la até atingir uma realidade prática e tangível. Para mergulhar profundamente em qualquer centro de energia do corpo (todos os chakras são apenas centros de energia), os pensamentos, sentimentos e toda a consciência tem que se habituar a trabalhar com a frequência energética desse chakra. Assim como pérolas encontradas depois de um mergulho profundo e intensa busca (não vamos encontrá-las flutuando na superfície da água), o conhecimento interior vindo da energia de um chakra também é resultado de uma busca profunda e intensa, para que encontremos nossas pérolas metafóricas. *No Capítulo 6, será apresentada uma técnica chamada Visualização para Aterrar a Energia, que vai ajudá-*

-lo a cultivar a capacidade de meditar silenciosamente sobre qualquer centro de energia que queira cultivar. Você também vai aprender nesse mesmo capítulo a Técnica para Desenvolver a Intuição e a Percepção da Energia Sutil. O benefício de mergulhar profundamente na energia do quarto chakra é descobrir o saber interior espontâneo e a intuição elevada que resultam da energia desse chakra.

Os chakras abaixo do quarto chakra se relacionam com a experiência e o trabalho exterior; com o modo como nos relacionamos com o nosso corpo, com as emoções, com o dinheiro, com a sexualidade, com as outras pessoas, com o nosso poder pessoal e aspectos afins. Acima do quarto chakra ficam aqueles nos quais começamos a incorporar as lições que aprendemos com as experiências da vida, integrando-as em reinos de percepção mais sutis, onde passa a ser possível entender a influência dos pensamentos, dos sentimentos e muito mais. Como o quarto chakra é na verdade tão forte quanto suas partes (isto é, tudo o que somos e todos os outros centros de energia), é importante viver uma vida equilibrada, dando a mesma ênfase aos chakras acima e abaixo do Anahata. Muitas vezes, quando as pessoas decidem cultivar sua espiritualidade, dão ênfase exagerada à meditação e ao trabalho com os chakras mais perceptivos, dando pouca ou nenhuma importância ao trabalho com os três primeiros. Essa abordagem desequilibrada gera muitos problemas e a incapacidade de acompanhar externamente o que percebemos internamente. Quando vivemos da energia dos nossos chakras superiores, a vida permanece apenas como potencial e nunca passa para o reino da experiência no mundo material. Há um grande perigo nisso, porque saber alguma coisa é muito diferente de vivê-la. As ações fazem diferença em nosso mundo e no mundo das pessoas ao nosso redor, não à nossa consciência.

O quarto chakra pode ser trabalhado diretamente por meio da meditação, pois a meditação afeta a nossa consciência e ajuda a trazer uma calma que permite uma percepção mais clara. A meditação, é claro, beneficia todos os chakras, mas é do Anahata que vem grande parte da experiência direta dessa prática. Como esse chakra é um ponto focal para todas as outras energias e é, na verdade, a essência do que a maioria das pessoas se esforça para conseguir, na busca pelas percepções claras deste mundo e dos reinos sutis, é extremamente importante desenvolver uma prática espiritual equilibrada, que abranja a mente, o corpo e a alma, como uma coisa só.

Quinto Chakra (Vishuddha) — O Centro de Purificação

O quinto chakra é conhecido como chakra Vishuddha, que em sânscrito significa "centro de purificação", e seu elemento correspondente é o Éter, que representa o espaço. Seu sentido é a audição. Esse chakra está localizado na região do pescoço, logo abaixo das cordas vocais. Trata-se do centro de purificação do corpo e na verdade está ligado tanto à fala quanto à audição, pois tem um vínculo intrínseco com o som, por meio do elemento Éter. O som e os mantras são grandes agentes de purificação e representam uma poderosa frequência vibracional, capaz de exercer um grande efeito terapêutico. Existem grandes lições a serem aprendidas com a consciência contida na energia desse chakra. Na vida, ouvimos coisas todos os dias. E a menos, é claro, que exista uma deficiência que nos impeça de ouvir ou falar, falamos coisas todos os dias. Tanto o que ouvimos quanto o que falamos afeta a consciência, os pensamentos e a saúde em geral. O quinto chakra pode ser visto como uma porta para o que deixamos entrar na nossa consciência, a partir do mundo exterior, e também para o que permitimos que saia da nossa consciência.

O quinto chakra representa nossa capacidade de filtrar e purificar as coisas que ouvimos e dizemos na vida, portanto o que é ouvido e falado pode ter um efeito positivo sobre as emoções. Uma pessoa com um quinto chakra forte pode aprender a não ser tão sensível aos elogios e críticas dos outros e, ao mesmo tempo, a ter a capacidade de irradiar positividade e curar outras pessoas por meio da fala. Isso acontece devido a uma purificação do estado emocional interior, depois da qual as outras pessoas não têm mais a capacidade de influenciar as crenças e os sentimentos do indivíduo. Quando sentimos que estamos muito sensíveis ao que os outros dizem sobre nós ou para nós, sabemos que esse chakra precisa de mais atenção.

Esse centro energético filtra a maneira como nos relacionamos com o que entra na nossa consciência e também tem a energia apropriada para purificar e liberar o que já está dentro de nós. Ele permite a purificação do segundo chakra e do estado emocional de duas maneiras: não deixando que sejamos mais influenciados pelos conceitos e pelas opiniões das outras pessoas e nos levando a usar uma comunicação autêntica e honesta para curar as feridas emocionais. Ao falar a nossa verdade, expressamos os nossos sentimentos para o universo e permitimos que esses sentimentos sejam lançados de volta ao universo. Embutir pensamentos e sentimentos nos leva à estagnação energética; a comunicação aberta e sincera é uma grande chave para a cura mental, emocional e física.

Quando um sentimento ou uma emoção são reprimidos, sua energia fica confinada no nosso corpo. A falta de comunicação é um dos maiores problemas que as pessoas enfrentam na sua jornada de cura. A energia fica estagnada porque não nos sentimos hábeis para comunicar da maneira apropriada o que está se passando dentro de nós. Eu incentivo todo mundo, e quando digo isso me refiro a todos mesmo, a ter alguém com quem possa desabafar. Pode ser um amigo ou conhecido, mas um terapeuta ou orientador espiritual é até uma opção melhor, pois ele estará mais preparado para responder de maneira construtiva. Qualquer coisa que consigamos dizer não terá mais poder sobre nós. Qualquer coisa que não consigamos dizer acabará nos destruindo. Todas as doenças mentais e os problemas emocionais crônicos começam com uma incapacidade do indivíduo para comunicar o que se passa dentro dele ou com o sentimento de não ser ouvido pela pessoa com quem se comunica. Ser ouvido é tão importante quanto conseguir comunicar a própria verdade. A pessoa precisa saber que suas palavras foram ouvidas para que consiga restaurar seu equilíbrio interior.

As palavras que proferimos estão sempre ligadas ao que sentimos. O instrumento mais prático e poderoso para recuperar o bem-estar é aprender a ser claro e direto nos nossos hábitos de comunicação. A força e a pureza cultivadas no quinto chakra nos ajudam a ser claros e objetivos nas nossas comunicações ao longo da vida; em contrapartida, a comunicação clara nos ajuda a purificar o quinto chakra da estagnação emocional ali concentrada.

Graças às suas propriedades depurativas, esse chakra também é o local da consciência em que as noções preconcebidas de pureza são examinadas e trabalhadas. Noções de certo e errado, luz e escuridão não são mais conceitos bem definidos, porque nossas definições dessas coisas são moldadas pelos nossos pensamentos e experiências, não pela percepção pura. Quanto mais trabalho fazemos com esse chakra, mais as nossas noções da vida como um todo se alteram, adquirindo um matiz mais sutil. Aprendendo a ver além da aparência das coisas e a perceber que nem tudo é preto no branco, passamos a ver o que há de mais profundo por trás de todas as coisas. Ver a profundidade interior de toda a vida significa purificar toda a vida. O quinto chakra pode nos ajudar com isso e, especificamente, pode nos ajudar a entender o que é certo ou errado no nosso dharma individual e no nosso caminho de vida.

As pessoas que trabalham muito com a energia desse chakra geralmente são aquelas que quebram regras e vão contra as normas da sociedade, enquanto buscam encontrar o seu próprio jeito de fazer as coisas. Elas vão fundo em tudo o que fazem e se preocupam mais com a verdadeira essência das coisas do que com a fachada que mostram ao mundo. Também não costumam fazer joguinhos quando se comunicam com os outros. Essas pessoas muitas vezes assumem posições de liderança ou são professores, graças à sua capacidade de se comunicar com clareza e ao modo direto como abordam a vida. O trabalho com a energia do quinto chakra sempre envolve a comunicação clara, sincera e efetiva consigo mesmo e com os outros. A meditação de mantras (qualquer mantra) também ajuda a abrir esse chakra e ativar sua energia. *Você também pode experimentar fazer a técnica de Visualização do Espaço Infinito, apresentada no Capítulo 6.*

Sexo chakra (Ajna) —
O Centro do Comando

O sexto chakra é conhecido como o chakra Ajna e tem só duas pétalas, que representam a união das polaridades da vida. Como esse chakra, que fica entre as sobrancelhas, é um lugar de unidade, é dali que podemos comandar a nossa realidade. Nesse lugar de consciência, tudo se torna uno. Masculino e feminino se fundem, luz e escuridão são vistos como uma coisa só. Com esse chakra podemos aprender a considerar igualmente importantes todas as coisas da vida. Quando nada mais faz a nossa consciência oscilar, podemos usá-la para direcionar o fluxo da nossa vida. Antes disso, outras coisas, como circunstâncias, experiências, pessoas, etc., exercem controle sobre as nossas percepções e sobre as experiências da nossa vida. Quando a consciência é trabalhada por meio da sintonia com o sexto chakra, essa tendência é revertida e conseguimos projetar nossas intenções externamente e modelar a nossa realidade.

Quando a mente está cheia de pensamentos, temos dificuldade para visualizar e projetar as nossas intenções e materializar o queremos. Quanto mais clara fica a nossa mente, mais fácil é criarmos a realidade que desejamos, porque existem menos empecilhos no nosso caminho. O sexto chakra está conectado com o quarto, que contém o potencial para todas as possibilidades. Quando decidimos quais desses potenciais infinitos queremos viver, o sexto chakra é o nível da consciência que usamos para projetar esse potencial e torná-lo realidade.

O sexto chakra também pode ser usado para absorver informações por meio do "terceiro olho", que é o outro nome atribuído a esse chakra. A maioria das pessoas pensa no sexto chakra como um centro parapsíquico, mas essa ideia não é exata. Embora os impulsos parapsíquicos de fato possam vir desse chakra, o modo como são recebidos sempre é filtrado pelas impressões e experiências armazenadas na mente.

Uma informação cultural a respeito desse chakra pode ajudar você a contextualizá-lo. Na tradição hindu, as mulheres, em particular, usam um *tilak* sobre o sexto chakra. Acredita-se que esse pontinho vermelho afaste o "mau-olhado", de modo que a negatividade não entre por meio dos sentidos da pessoa. A capacidade de projetar a realidade também é a capacidade de se proteger da negatividade. Por exemplo, se uma pessoa sem ética ou moral se empenha para cultivar esse chakra, a energia projetiva pode ser usada destrutivamente, para prejudicar os outros. Não é porque uma pessoa tem habilidades parapsíquicas que ela também tem ética, e essa é mais uma razão para nos desenvolver holisticamente e entender como usar toda a nossa energia combinada para criar a realidade que queremos viver. Um modo holístico de abrir o sexto chakra e trabalhar com ele consiste em fazer diariamente exercícios de meditação e visualização como os descritos no Capítulo 6. *Uma boa técnica de meditação inicia-se com a Técnica para Desenvolver a Intuição e a Percepção da Energia Sutil, descrita no Capítulo 6.*

Chakra Manas —
Impressões sensoriais

O chakra Manas já foi mencionado quando falávamos da mente. Ele é o que nos referimos como mente e rege a impressão sensorial. Por causa dessa conexão, a mente pode ser usada para armazenar informações ou pode ser mantida limpa, de modo que o sexto chakra possa funcionar na sua capacidade máxima. Tanto o chakra Manas quanto o Indu estão diretamente ligados ao sexto chakra, e são eles que determinam a eficiência com que esse chakra funciona. O conhecimento aprendido é armazenado por todo o corpo, graças ao chakra Manas. Essas impressões armazenadas são as formas-pensamento a que já nos referimos. Quando deixamos, elas determinam as nossas percepções da vida e ditam como reagimos a todas as situações. Por meio da meditação e outras formas de prática espiritual e cura vibracional, as formas-pensamento são dissipadas e conseguimos desenvolver a capacidade de responder com mais clareza às situações, em vez de reagir com base nas impressões armazenadas por meio do chakra Manas.

Para que a nossa vida seja consciente, precisamos eliminar todos os condicionamentos armazenados. Consciência significa estar no controle das decisões a todo momento, em vez de ser apenas reativo à vida. As formas-pensamento negam a nossa força de vontade, ao passo que o cultivo da força de vontade elimina as impressões armazenadas nesse chakra. Meditação e discernimento são as maneiras mais fáceis de trabalhar nesse nível de consciência, mas é preciso uma prática constante e por um extenso período.

A meditação serve para dissipar impressões armazenadas do chakra Manas. Qualquer técnica relacionada ao elemento Água afeta de forma direta esse chakra. A contemplação diária e o discernimento interior são meios poderosos de se trabalhar com Manas, pois estimulam o chakra Indu a liberar as impressões guardadas no Manas. As técnicas relacionadas ao guna rajas também funcionam, pois ajudam a enfocar uma coisa em particular e desviam a atenção do fardo subconsciente da mente. *Veja a Técnica para Cultivar a Atenção Plena no Capítulo 6 e descubra uma maneira de concentrar sua atenção onde você quer que ela fique.*

Chakra Indu —
Intelecto e Inteligência

O chakra Indu está localizado um pouco acima do chakra Manas e rege a capacidade do intelecto. Também já mencionamos esse chakra brevemente quando falávamos sobre a mente. O intelecto pode ser direcionado ou para fora, como capacidade criativa, ou para dentro, como capacidade de discernimento destrutiva, para dissolver as formas-pensamento armazenadas no chakra Manas. Quando essa energia é direcionada para dentro, ela é extremamente eficiente para cultivar o bem-estar, pois seu alvo é a causa do problema no nível da energia sutil. Se a energia que está causando o problema físico, mental ou emocional for completamente destruída, o problema não se manifestará novamente.

Para fortalecer o sexto chakra, tanto Manas quanto Indu precisam ser compreendidos, pois ambos contribuem para o funcionamento do sexto chakra. São muitas as implicações importantes. A mente, o intelecto e o sexto chakra são, na somatória, os nossos instrumentos mais poderosos para moldarmos a nossa realidade. A energia é direcionada pelos chakras, mas ela segue os nossos pensamentos. Para que possamos de fato nos curar ou curar as outras pessoas, é importante estar no controle da mente e saber mantê-la saudável. Sem a capacidade de direcionamento desses chakras, a energia potencializada em qualquer modalidade de cura não funcionará plenamente. Toda energia sutil tem que ser direcionada, esses centros, combinados, nos ensinam a fazer isso de modo efetivo.

Como o chakra Indu lida com a criatividade, o intelecto e a expansão, tanto interior quanto exterior (como discutimos no Capítulo 2), existem muitas maneiras de se trabalhar com a energia dele. Contemplação e discernimento interior direcionam essa energia para dentro. A expressão criativa, como a dança, a música, o estudo de línguas, a filosofia e outras atividades que estimulam o intelecto, ativam a energia do chakra Indu.

Sétimo chakra (Sahasrara) — A Coroa

O sétimo chakra é normalmente chamado de chakra da Coroa. Esse é o lótus de mil pétalas, que contém a soma das energias dos seis chakras principais já descritos (com exceção do Manas e do Indu). O chakra da Coroa está relacionado à nossa capacidade de ver a nós mesmos e ao universo como uma coisa só e reconhecer que somos todos feitos da mesma matéria universal e intrinsecamente conectados. Para abrir o chakra da Coroa a partir de dentro é preciso que as energias de todos os outros chakras estejam equilibradas e funcionando em harmonia — literalmente. Como ele é composto das mesmas vibrações dos outros chakras, se essas vibrações estiverem mais lentas em qualquer lugar do corpo, elas também estarão no sétimo chakra. Não há como forçar esse chakra a se abrir, pois isso só acontece quando a mente, o corpo e o espírito estão integrados e em equilíbrio.

Quando todo o sistema está em equilíbrio, isso acontece naturalmente — a energia universal flui livremente para dentro de todo o nosso corpo e através dele. Às vezes, essa energia é vista como uma dádiva, outras vezes é vista como consciência divina e há casos em que ela é só uma vibração poderosa que não poderia ser obtida em qualquer outro ponto da consciência. Grandes santos e visionários têm essa frequência vibratória quando trabalham para irradiar paz, harmonia e compreensão cooperativa para todos que encontram.

Quando uma pessoa se sente sozinha, isso é porque a energia desse chakra não está fluindo livremente. Quando está em conexão com a energia universal, a pessoa nunca se sente sozinha nem sem apoio. A conexão constante e inquebrantável consigo mesmo e com a vida é mantida pelo chakra da Coroa. Não existe um meio de vivenciar a consciência sem se sentir próspero, humilde e com uma atitude de devoção e de ser sustentado por toda a criação. Positividade, alegria, cooperação e paz são sinais de que a energia desse chakra está fluindo.

Para trabalhar com a energia do sétimo chakra, concentre suas intenções na tarefa de fazer deste mundo um mundo melhor. Descubra como você pode contribuir com a sua energia e seus talentos para ajudar os outros. Esse sentimento de unidade só pode ser vivenciado se nos concentrarmos no eu individual e nos empenharmos para entender a nossa conexão com o mundo. *Você também pode usar a Técnica para Cultivar a Unidade, descrita no Capítulo 6.*

Chakra Hridaya — O Coração Espiritual

O chakra Hridaya não é mencionado com muita frequência, mas é um lugar importante da consciência, que precisamos entender. Esse é o chakra do amor, da devoção e da entrega suprema à vontade de Deus. É considerado uma versão em miniatura do ponto central do chakra da Coroa, conhecido como bindu, e as mesmas experiências iluminadoras podem acontecer por meio desse chakra, pois ele está conectado com o chakra da Coroa. No chakra

Hridaya, todos os canais de energia se cruzam. Ele é considerado a sede de todo o universo, da alma, de Deus e de tudo que existe na vida. Também é conhecido como o chakra dos milagres e da capacidade de impor a vontade pessoal sobre as leis da natureza e da matéria. Dharma, sonhos e tudo que uma pessoa é e tem potencial para ser podem ser encontrados na energia desse chakra.

Nas culturas antigas, não se fazia distinção entre a mente e o coração. Ambos eram reconhecidos como uma só entidade, sendo os pensamentos a superfície da mente e os sentimentos, as profundezas da mente. O Hridaya é o lugar onde os pensamentos e sentimentos se fundem. Quando conseguimos unir essas duas forças igualmente, com os pensamentos sempre em sintonia com os sentimentos, esse é um sinal claro de integração, equilíbrio e crescimento espiritual saudável. Essa capacidade não só leva a pessoa para mais perto de Deus e de si mesma, como a leva para mais perto de viver o propósito da sua vida. O chakra Hridaya também pode controlar a energia de todos os outros chakras e regular o processo vital por meio das correntes do próprio amor.

Só se pode entrar no chakra Hridaya por meio de grande amor e devoção pelo lado espiritual da vida e pela divindade. Trata-se de um lugar de fé inabalável, onde todas as coisas tornam-se literalmente possíveis. Nesse chakra, matéria e espírito trabalham em comunhão, como se fossem um só. Do ponto de vista do amor, para atingir a unificação e a sintonia entre todas as energias do corpo, esse chakra é de suma importância. Embora o chakra Hridaya esteja situado abaixo do quarto chakra, ele está mais ligado ao chakra da Coroa. Além de conter a energia do chakra da

Coroa (que contém a energia de todos os primeiros chakras já mencionados), também é a morada da alma e a origem do temperamento, do guna, e da composição do elemento. Esse lugar de unidade entre pensamentos, sentimentos, temperamento, espiritualidade e propósito de vida é o que faz surgir o que conhecemos como amor.

O amor é a solução para toda energia sutil estagnada ou constrita e pode instantaneamente desbloquear todos os sentimentos negativos e fazer a energia fluir livremente. O amor cura todas as feridas (e cura rápido), quando deixamos que ele entre em cena. Ele é a energia mais poderosa de toda a cura vibracional. Para aprender a trabalhar com o chakra Hridaya e sua energia de unificação e amor, cultive uma prática espiritual diariamente. *Algumas técnicas para dar início à sua jornada são descritas no Capítulo 6, entre elas a Técnica para Cultivar a Unidade, que trabalha com a energia do sétimo chakra e do chakra Hridaya.*

Capítulo Três

Entenda o seu tipo energético e o seu temperamento (gunas e elementos)

Agora que você já conhece os fundamentos básicos dos chakras e da energia sutil, vamos examinar os gunas e os elementos que afetam diretamente o nosso temperamento, nosso caráter único e a composição do nosso corpo físico. Os gunas se relacionam principalmente com o temperamento e com a disposição interior, enquanto os elementos são o que dá forma e estrutura à matéria e ao corpo físico. Como os gunas e os elementos são as energias responsáveis pelo nosso eu único e pelo nosso caminho de vida, aprender a trabalhar com essas energias de modo efetivo será a base para ativar a energia de cada chakra e dissipar os bloqueios da energia sutil. A combinação dos gunas e elementos é o que faz um caminho de vida ou uma determinada forma de cura vibracional funcionarem para nós. O entendimento de todos esses aspectos é o que dará profundidade ao nosso conhecimento sobre como funciona cada modalidade de cura vibracional.

Os gunas (o tipo energético do seu espírito e da sua mente)

Os três gunas — sattva, rajas e tamas — são os componentes básicos de toda natureza e da matéria. Deles vêm os cinco elementos: Terra, Água, Fogo, Ar e Éter, dos quais trataremos posteriormente neste capítulo. Os gunas (modos de energia) relacionam-se estreitamente com o temperamento (a nossa natureza inata básica quando afeta o nosso comportamento), o caráter (nossa personalidade única e nossas características como determinadas pelas nossas decisões) e o dharma (o propósito da nossa vida como um reflexo de que estamos vivendo em concordância com nosso temperamento e nosso caráter), razão pela qual eles precisam ser compreendidos. É o nosso dharma e os sonhos da nossa alma que determinam como funciona o nosso complexo mente-corpo-alma. O dharma manifesta-se por meio do temperamento como uma composição específica de gunas e por meio do corpo físico como uma composição específica de elementos. Isso assegura que a estrutura do nosso corpo combine com a nossa mente, as nossas emoções e o nosso caminho de vida inato.

Os gunas são, na minha opinião, um recurso maravilhoso para conhecermos o nosso corpo. Quando aprendemos a entendê-los e a identificá-los na nossa vida, podemos passar a lançar mão dos nossos pontos fortes e superar os nossos pontos fracos. Não existem gunas bons e ruins! Eles são todos atributos positivos e negativos; alguns são benéficos ao nosso bem-estar e outros são nocivos a ele. É assim com a maioria das coisas na vida. Uma espada tem duas utilidades: pode ser usada para proteger ou para ferir. Com o temperamento é a mesma coisa. Se trabalhamos com ele, temos a chave para uma vida saudável, plena e bem-sucedida. Se vamos contra ele, a vida fica extremamente difícil.

Todas as pessoas e coisas na existência têm três gunas em doses variadas. A psique pode ser regida por gunas diferentes ao longo do dia, da semana, do mês e do ano. Como são partes fundamentais do temperamento, todos eles buscam expressão. Isso nunca muda; a única coisa que muda é o modo como cada pessoa se relaciona com os atributos de cada um deles e os usa em seu próprio benefício. Vamos examinar os atributos de cada guna — como eles podem ajudar, como podem atrapalhar — e aprender como trabalhar com todos eles juntos para conseguir equilíbrio e bem-estar. Depois de conhecer os atributos, você poderá responder ao questionário que o ajudará a identificar o seu próprio temperamento e a entender melhor os termos que usamos neste livro e muitas vezes podem parecer abstratos.

Guna sattva
(clareza)

O guna sattva pode ser resumido numa palavra: clareza. Você tem uma ideia clara de si mesmo, da vida, de Deus, de tudo que você é e quer se tornar? O guna sattva é uma energia que esclarece e traz conhecimento interior ao seu caminho e propósito de vida. Esse guna tem a capacidade de iluminar, não por si mesmo, mas por meio da capacidade de dissipar tudo que obstrui a energia sutil da pessoa. Ele se relaciona com o conceito de iluminação, de conhecimento interior, de paz, de harmonia e de unidade — todas as coisas que as pessoas aspiram na vida. Embora essas manifestações externas não sejam sattva propriamente, quando a energia desse guna é bem usada, ela pode levar a essas manifestações muito positivas na vida.

Por outro lado, quando essa energia não é usada para proporcionar clareza com relação a si mesmo, ela é uma das energias mais destrutivas e enganadoras da vida. Quando obstruída ou mal direcionada, a energia sáttvica torna a pessoa dogmática, fanática e egocêntrica em suas decisões, seus padrões e suas atitudes, com a firme convicção de que sua opinião é a única correta. Sempre que uma pessoa desrespeita outra por não concordar com suas crenças ou demonstra orgulho e egoísmo em seu caminho espiritual, está expressando uma manifestação negativa da energia sáttvica. A luz tem a capacidade de iluminar ou cegar. Embora essa energia com certeza possa incentivar a humildade, a verdadeira compaixão e o amor, ela também pode aumentar o egoísmo, se sua energia não for equilibrada com a dos outros gunas.

Para trabalhar bem com a energia sáttvica é preciso clareza e a compreensão de que cada pessoa tem seu próprio caminho na vida, suas batalhas pessoais e sua razão de viver. Quando o "nosso caminho" é visto como o "único caminho" para todos, a clareza fica comprometida. Instrumentos e técnicas podem ser usados por todos, mas cada pessoa tem o direito de decidir quando, como e por quais razões ela vai usá-los. Aquele que atingiu um certo nível de clareza interior não saberá apenas o que é melhor para si como saberá avaliar quais técnicas funcionarão melhor para outra pessoa.

O guna sattva também propicia a paz, o que pode ser bom ou ruim. Se insistirmos em viver sempre na passividade, poderemos não conseguir atingir nossos objetivos. A pessoa que está sempre em paz nega o desejo e a motivação para a mudança. A mudança e o dinamismo são partes intrínsecas da vida, por isso tentar sempre manter a paz é negar o processo da vida e o modo como o universo funciona. Quando sattva é manifestado positivamente, ele nos dá um entendimento da possibilidade ilimitada. O potencial da vida não tem limites, a não ser aqueles impostos pelo que não percebemos ou não estamos dispostos a buscar. Sattva é a peça da percepção clara do quebra-cabeça da vida.

Os gunas também afetam o nosso gosto por alimentos, nossas atividades e nosso estilo de vida. A energia sáttvica faz com que ela dê preferência a alimentos nutritivos e de fácil digestão, um estilo de vida tranquilo e tempo para ficar na própria companhia. Essa energia também é a que propicia a introspecção profunda, que requer uma clareza verdadeira e um sentimento de contentamento na vida. *Muitas das técnicas do Capítulo 6 trabalham o guna sattva, incluindo a Técnica para Cultivar a Unidade e a Técnica para um Novo Crescimento e uma Mudança Positiva.*

Guna rajas
(confiança e energia focada)

Rajas é a energia responsável pelo desejo, pelo movimento e pela atividade focada. Já mencionamos o desejo quando conectado ao terceiro chakra e sabemos que ele é uma grande força motivadora quando direcionada para o nosso propósito e a nossa realização na vida. Porém, é extremamente negativo quando usado para satisfazer desejos egoístas, que não levam a pessoa a usar todo o seu potencial. A raiz de rajas é *raj*, que em sânscrito significa "régio". Rajas confere à pessoa uma energia e uma presença majestosas, além da capacidade de estar constantemente ativo e em movimento. Como o universo como um todo está sempre em movimento e mutação, a sintonia com ele nos ajuda a entrar no fluxo da nossa própria energia dinâmica e com as energias universais também.

Duas palavras que sintetizam muito bem o guna rajas são "confiança" e "ambição". Ele confere uma energia extremamente dinâmica e empoderadora para liderarmos, criarmos e realmente conseguirmos concretizar o que queremos na vida. Rajas é a energia vital subjacente que nos motiva a agir. Nada no mundo se sustenta sem a ação; justamente por isso, o dinamismo dessa energia também está ligado à manutenção e à preservação. Nós comemos, fazemos exercícios, trabalhamos, vivemos e nos divertimos para continuarmos vivos. As ações e os desejos são o que nos levam a cumprir o nosso propósito na vida. Sem desejo e sem ambição, a vida fica estagnada e incompleta. Rajas nos dá a energia necessária para realizarmos nossos sonhos e desejos e darmos sustentação à vida com um todo.

Algumas manifestações negativas de rajas são a raiva, a hiperatividade e os desejos dispersos e não concretizados. Tudo depende de como essa energia é direcionada e utilizada. Se a pessoa tem clareza a respeito do que quer realizar na vida, rajas pode ser uma energia poderosa e dinâmica que a levará a alcançar o seu objetivo. Se não existir clareza de propósito e consciência das ações que serão benéficas, a energia rajas pode causar frustração e agitação, pois dificultará a concentração num objetivo concreto. Como a energia rajas é muito dinâmica, ela sempre precisará ser direcionada para um objetivo positivo por meio da força de vontade e de uma intenção muito bem definida. Ela não espera até que surja algo ou alguém para guiá-la. Rajas lidera o caminho, assim como faz a realeza. Segue de bom grado uma direção competente, mas não espera até que algo apareça para direcioná-la. A pessoa que desenvolve sua capacidade de liderança se beneficiará muito se cultivar a dinâmica energia rajas.

Mentalmente, rajas pode se manifestar como vários desejos, vários projetos a realizar e um gosto pela vibração e pela atividade. Quando rajas é a energia dominante no corpo físico, a pessoa gosta de se manter ativa e raramente tem sobrepeso. Ela não tem medo de trabalho pesado, dedica a ele várias horas e está constantemente progredindo. Rajas faz com que a pessoa prefira alimentos apimentados e de sabor acentuado, mesmo que não sejam de fácil digestão. Do ponto de vista emocional, rajas pode causar problemas somente quando os desejos não são satisfeitos (normalmente por causa da dificuldade em manter o foco num único desejo), pois desejos não satisfeitos levam à frustração e à raiva.

No Capítulo 6, você vai encontrar técnicas que trabalham com a energia rajas, entre elas a Técnica de Meditação para Cultivar a Energia de Cura e a Técnica para Cultivar a Prosperidade Interior.

Guna tamas
(alicerces sólidos)

Tamas é responsável por solidez, sobriedade, sono e alicerces sólidos. É a energia que mantém o corpo físico coeso como corpo humano, em contraposição ao corpo de luz ou som. Tamas é provavelmente o guna mais mal interpretado, pois as pessoas que vivem uma vida desequilibrada não conseguem usar sua energia produtivamente. Como a natureza dessa energia é constrita e contida, ela requer disciplina para ser bem utilizada. Tamas se relaciona à energia inconsciente que todos nós temos; é a energia responsável por manter o corpo físico em forma e pelas suas respostas biológicas inatas, o sono, a regeneração das células e todas as energias combinadas que mantém o corpo funcionando perfeitamente, embora quase nunca pensemos nelas.

O que o guna tamas propicia é crucial para a vida. O sono é uma delas. Ele nos regenera e estimula a nossa capacidade de nos curar. Alicerces sólidos são muito importantes para que tenhamos uma vida de sucesso. A chave para trabalhar com essa energia é a disciplina e a constância. Se dormimos muito, ficamos entorpecidos e letárgicos. Se não nos cuidamos da maneira apropriada, sofremos as consequências disso na vida. O importante é lembrar que os alicerces são apenas isso: alicerces. Só um ponto de partida para se construir muito mais, não para se contentar com isso. Com descanso, relaxamento, uma alimentação balanceada, boa higiene etc., não há nada que não possamos realizar. Esses são os fundamentos básicos da vida. É um sistema de valores e conduta pessoal que requer responsabilidade e comprometimento na vida. Entre os atributos negativos que derivam dessa energia estão a indolência, a inércia, a preguiça e a falta de capacidade para mudar, o sono excessivo e a falta de higiene. As pessoas que não gostam de fazer mudanças na vida ou se sentem incapazes de fazê-las têm energia tamásica em excesso.

Quando existe excesso dessa energia no corpo físico, ficamos acima do peso e com a saúde frágil. Tamas na mente se manifesta como rigidez, entorpecimento e, em casos extremos, incapacidade para entender conceitos básicos como certo e errado. Quando em excesso, essa energia nega a capacidade de discernimento. No nível emocional, tamas em excesso causa tristeza e discórdia. Ela mantém a pessoa presa ao mesmo estilo de vida e com uma aparente incapacidade de se adaptar a novas maneiras de fazer as coisas. Em termos de alimento, ela causa um grande desejo por açúcar, doces, sobras de comida que já perderam a vitalidade, alimentos extremamente densos e de difícil digestão e prazer exacerbado em comer.

Tamas é a energia mais fácil de se dispersar, pois só é preciso que a pessoa se levante e vá fazer alguma coisa para que passe ao estado rajásico. A energia sáttvica é a mais difícil de mudar, pois é muito sutil e enganadora. Apesar disso, existem mais pessoas que se deixam levar pelos atributos negativos de tamas do que pelos de sattva. Socialmente, somos ensinados a buscar soluções fáceis e rápidas para os problemas, o que contribui para uma falta generalizada de disciplina. A falta de disciplina na vida aumenta a dose de energia tamásica que a pessoa carrega. A maneira mais fácil de contrabalançar os atributos negativos da energia tamásica é exercitar o corpo físico. *Você também pode praticar a Técnica para Cultivar a Prosperidade Interior, descrita no Capítulo 6.*

Quando damos ênfase à necessidade de termos equilíbrio na vida, entendemos que os três gunas são igualmente importantes. Nenhum deles deve ser priorizado em detrimento dos outros, pois precisamos compreender todos pelo que são, entender como podem nos beneficiar e como compõem o nosso temperamento e constituição única.

Temperamento e tendências relacionadas ao caminho de vida

Sattva: Pessoas com disposição sáttvica gravitam em torno de atividades que contribuem para a clareza conceitual, a compreensão intelectual e à perspectiva mais abrangente da vida. Tendem a adotar uma abordagem holística e visionária da vida. Os agentes de cura muitas vezes se encaixam nessa categoria, pois restaurar a saúde é restaurar a paz no corpo, e sattva está associado à paz, à harmonia e ao sustento. Professores, mediadores da paz, instrutores, ministros, terapeutas, etc., caem todos nessa categoria. Pessoas com disposição sáttvica irradiam uma energia de leveza, expansividade e profundidade de caráter que é quase impossível descrever de maneira tangível; trata-se de uma percepção criada pela proeminência dos elementos Ar e Éter. As pessoas sáttvicas que realmente trabalham com sua energia são sonhadoras e etéreas, mas nem sempre sabem como manter os dois pés no chão. Quando conseguem, não equilibram sua energia da maneira apropriada, podem defender crenças com um fervor excessivo e prejudicar muitas pessoas. Aqueles que propagam o ódio na sociedade, os religiosos fanáticos e as pessoas mais negativas não aprenderam a usar sua disposição sáttvica de maneira efetiva. Pensar que você já é uma pessoa iluminada quando na verdade ainda não integrou sua expansividade é algo que pode levá-lo a ter problemas de ego.

Rajas: Embora os idealistas sáttvicos queiram ser agentes de mudança devido à sua capacidade visionária, é preciso uma pessoa com uma forte disposição rajásica e foco e entusiasmo intensos para fazer com que essas mudanças de fato aconteçam. A pessoa de disposição rajásica sabe o que quer e tem disposição para ir atrás disso. Como rajas se relaciona com o carisma, a estabilidade e o caráter, essas pessoas são líderes na sociedade. Tendem a liderar, seguindo na frente e apontando o caminho, enquanto aqueles de energia sáttvica podem servir de conselheiros aos rajas ou ser a força motriz de um líder carismático. Ativistas e pessoas que realmente querem fazer a diferença neste mundo têm uma forte disposição rajásica no seu temperamento. Assim como empresários bem-sucedidos, empreendedores, personalidades da mídia, bailarinos, políticos, estrelas do rock e profissionais afins. Até mesmo médicos, bombeiros e paramédicos caem nessa categoria, graças à sua capacidade de trabalhar com eficácia mesmo sob pressão. Fogo e rajas geram pressão na mente e nos corpo, por isso aqueles que se saem bem nesses ambientes em geral têm uma forte disposição rajásica. Os verdadeiros cavaleiros de armadura reluzente da sociedade caem nessa categoria também. Outro traço que podemos encontrar naqueles que têm inclinação rajásica é a capacidade de atrair a atenção das outras pessoas, para o bem ou para o mal. Eles podem servir de motivação ou inspiração para os outros, como também podem ser arrogantes, pedantes e egocêntricos. Independentemente de como essas pessoas atraem a atenção, elas acabam ficando sob os holofotes graças a seu carisma, seu charme e sua determinação para alcançar o sucesso.

Tamas: Pessoas com mais inclinações terrenas e tamásicas são as melhores para comandar e dirigir, pois tendem a ser muito detalhistas, ser capazes de realizar muitas tarefas ao mesmo tempo e talento para o ambiente coorporativo. Essas pessoas sabem administrar com estratégia uma iniciativa, depois que ela é concretizada e já tem alicerces sólidos a partir dos quais é possível construir. Escritores, editores, administradores, líderes coorporativos e grande comunicadores muitas vezes se encaixam nessa categoria. Devido à necessidade de se construir alicerces sólidos na vida, essas pessoas em geral gostam de estabilidade e não abordam a vida de maneira inconsequente; perder tempo não é seu forte, pois, para erigir alicerces sólidos, é preciso trabalhar com empenho e constância, rumo a um objetivo. Essas pessoas também podem servir como grandes conselheiros e guias, devido à sua natureza ponderada e prática. Se pessoas muito terrenas e tamásicas tiverem excesso dessa energia de aterramento, isso pode causar inércia e tornar mais difícil seu progresso na vida. Essas são pessoas que tendem a desperdiçar a vida, com preguiça e indolência, por causa da abundância de energia de inércia no corpo, na mente e nas emoções.

Questionário para identificar gunas e temperamento

Agora vem a parte pela qual você tanto esperava! Use este questionário para identificar a base do seu temperamento. Você também poderá responder a um questionário semelhante para identificar a sua composição elemental. Entendendo melhor o seu temperamento e a sua composição corporal, você poderá determinar que tipos de modalidade de cura baseadas no temperamento e nos elementos funcionam melhor no seu caso, à medida que empreende a sua jornada de cura (discutida nos capítulos 4 e 5).

Em cada série de perguntas a seguir, anote o número 1 no quadrado correspondente à melhor resposta para a pergunta em questão e deixe os outros dois quadrados em branco. Depois de responder a todas as perguntas de cada série, some os pontos de cada coluna, depois multiplique cada soma por 4, 2 ou 0, como especificado no quadrado abaixo da soma de pontos de cada coluna. Depois some as três pontuações para obter a soma total de cada categoria.

Eis um exemplo para que você tenha uma ideia de como encontrar a sua pontuação:

Perguntas sobre sattva:	Quase sempre	Às vezes	Quase nunca
1. Aprecio a contemplação profunda.		1	
2. Gosto de passar algum tempo sozinho todos os dias.			1
3. Comidas apimentadas não me fazem bem.		1	
4. Gosto de questionamentos filosóficos e espirituais profundos.	1		
5. Quando estudo alguma coisa, gosto de aprender sua essência.		1	
6. Realmente quero fazer deste mundo um lugar melhor.	1		
7. Procuro entender meu lugar no mundo e entender a mim mesmo.	1		

8. Quero entender como o universo funciona no nível mais fundamental.			1
9. Quero aprender sobre o lado espiritual da vida e sobre o meu eu espiritual.	1		
10. Preciso entender conceitos e mecanismos com clareza para compreender a realidade. Sem entender como as coisas funcionam, não consigo me relacionar com um conceito.		1	
11. Sou otimista e gosto de apreciar as coisas belas da vida.		1	
Total de pontos:	4	5	2
Agora multiplique os pontos acima pelo número de cada quadrado e encontre seu total de pontos.	Pontos x 4 = 16	Pontos x 2 = 10	Pontos x 0 = 0
Some a pontuação dos três quadrados acima para encontrar sua pontuação sattva:		26	

Responda a cada pergunta com base no que você realmente faz, não no que gostaria de fazer ou pretende fazer um dia. Seja sincero para que possa encontrar os tipos de modalidade de cura que mais o beneficiariam neste momento. Os questionários sobre os gunas e o temperamento servem para ajudar você a entender seu ser interior e sua disposição psicológica. Depois que encontrar os resultados, dê outra olhada na descrição dos gunas para aprender mais sobre o seu guna dominante e o modo como ele afeta sua maneira de perceber a vida.

Perguntas sobre sattva:	Quase sempre	Às vezes	Quase nunca
1. Aprecio a contemplação profunda.			
2. Gosto de passar algum tempo sozinho todos os dias.			
3. Comidas apimentadas não me fazem bem.			
4. Gosto de questionamentos filosóficos e espirituais profundos.			
5. Quando estudo alguma coisa, gosto de aprender sua essência.			
6. Realmente quero fazer deste mundo um lugar melhor.			
7. Procuro entender meu lugar no mundo e entender a mim mesmo.			
8. Quero entender como o universo funciona no nível mais fundamental.			
9. Quero aprender sobre o lado espiritual da vida e sobre o meu eu espiritual.			
10. Preciso entender conceitos e mecanismos com clareza para compreender a realidade. Sem entender como as coisas funcionam, não consigo me relacionar com um conceito.			
11. Sou otimista e gosto de apreciar as coisas belas da vida.			
Total de pontos:			
Agora multiplique os pontos acima pelo número de cada quadrado e encontre seu total de pontos.	Pontos x 4 =	Pontos x 2 =	Pontos x 0 =
Some a pontuação dos três quadrados acima para encontrar sua pontuação sattva:			

Perguntas sobre rajas:	Quase sempre	Às vezes	Quase nunca
1. Eu tenho uma vida social muito ativa e gosto disso.			
2. Quando tenho uma ideia ou um projeto, foco minha atenção nisso.			
3. Gosto de viver sempre ocupado e em movimento.			
4. Gosto de montar quebra-cabeças que mantêm a minha mente ocupada.			
5. Gosto do sabor de comidas apimentadas.			
6. Eu me empenho muito para realizar meus sonhos.			
7. Mudo rápido. Aceito a mudança mesmo quando ela é difícil.			
8. Gosto de liderar e conduzir outras pessoas e sou bom nisso.			
9. Gosto de ser o centro das atenções.			
10. Tenho um forte senso de dever e obrigação na vida.			
11. Trabalho duro e venço toda resistência e todos os obstáculos.			
Total de pontos:			
Agora multiplique os pontos acima pelo número de cada quadrado e encontre seu total de pontos.	Pontos x 4 =	Pontos x 2 =	Pontos x 0 =
Some a pontuação dos três quadrados acima para encontrar sua pontuação rajas:			

Perguntas sobre tamas:	Quase sempre	Às vezes	Quase nunca
1. Não gosto de contemplação. Só quero respostas.			
2. Não gosto de atividade física. Prefiro me sentar e observar.			
3. Estou bem acima do peso.			
4. Prefiro comidas salgadas e açucaradas em vez de frutas e vegetais.			
5. Tenho ideias muito rígidas sobre a realidade e não quero mudar.			
6. As coisas mais importantes da vida são comida, sexo e gratificação pessoal.			
7. Não sei lidar muito bem com problemas. Evito encará-los ou fujo deles.			
8. Não faço ideia do que quero fazer da minha vida ou me sinto muito confuso.			
9. Tenho tendência à depressão.			
10. Tenho muitos problemas de saúde ou tenho um problema de saúde grave.			
11. Tendo a focar o passado.			
Total de pontos:			
Agora multiplique os pontos acima pelo número de cada quadrado e encontre seu total de pontos.	Pontos x 4 =	Pontos x 2 =	Pontos x 0 =
Some a pontuação dos três quadrados acima para encontrar sua pontuação tamas:			

Agora anote aqui a soma de pontos dos três quadrados acima:

Total de sattva: ___
Total de rajas: ___
Total de tamas: ___

As pontuações do questionário acima (e do questionário sobre os elementos, que você vai fazer em breve) servem para ajudá-lo a compreender a sua composição relativa em termos de gunas e elementos. Isso não deve rotular você como "sáttvico", "rajádico" ou "tamásico", porque essa não é a realidade. Todos nós temos proporções diferentes de todos os gunas e de todos os elementos dentro de nós. Uma pontuação mais elevada numa determinada área ou duas vai lhe dar um bom ponto de partida para explorar as modalidades de cura (e combinação de modalidades que combinam gunas e elementos) apresentadas no Capítulo 6.

Os cinco elementos
(o seu tipo de energia física)

Outras distinções dos três gunas são os cinco elementos. Toda a matéria, incluindo o corpo físico e sutil, contém a energia dos elementos. Enquanto os gunas se relacionam mais com o temperamento e a disposição interior, os elementos se relacionam mais com as manifestações físicas de uma determinada combinação de gunas. Os cinco elementos — Terra, Água, Fogo, Ar e Éter — estão situados no centro dos primeiros cinco chakras, respectivamente, com o elemento Terra no chakra da raiz e assim por diante (os chakras estão apresentados, para consulta, na ilustração da página 65). Os elementos vão desde o mais sutil deles, o Éter (também conhecido como Espaço), até a sua manifestação mais densa, o elemento Terra, a partir do qual toda a matéria é criada. Existe terra tangível em tudo que existe, da matéria mais densa até o vazio do espaço.

Como os elementos são manifestações físicas do temperamento, podem ser usados como instrumentos poderosos e tangíveis na saúde e na cura. Cada elemento tem a sua capacidade sensorial correspondente: olfato, paladar, visão, tato e audição. Quando você consegue identificar o que está fora de equilíbrio, a razão desse desequilíbrio e todas as partes que precisam ser trabalhadas, é mais fácil escolher as modalidades de cura mais apropriadas. É o entendimento do que é necessário e do motivo dessa necessidade que aumenta o discernimento e a percepção. Vamos examinar a natureza básica de cada elemento.

Elemento Terra

O elemento Terra, associado ao primeiro chakra, é como o próprio solo: denso, rígido e, principalmente, imóvel. A terra é sólida, dá sustentação e fornece alimento para os seres vivos crescerem. Ela também contém a essência sutil de todos os outros elementos, o que faz com que seja um pouquinho de tudo. O elemento Terra está ligado ao sentido do olfato, um sentido muito primal, que podemos usar para sentir se as coisas estão deterioradas ou não.

Quando uma situação "não cheira bem", você já sabe que deve ter cautela! Você também pode identificar um bom parceiro em potencial pelo cheiro dos seus feromônios. Embora isso não seja consciente, é um fator subjacente na forma como nos relacionamos com as pessoas e situações da vida num nível mais primitivo.

O elemento Terra propicia uma estrutura rígida ao corpo e à vida. É o receptáculo de tudo que flui. Pessoas que têm abundância do elemento Terra na sua constituição física são robustas e provavelmente baixas e atarracadas. Como é a terra que carrega todos os nutrientes, ela é bruta e poderosa. As pessoas com muito elemento Terra também têm uma grande dose de energia, mesmo que seja apenas em potencial. Em termos de temperamento e caráter, esse elemento confere um pensamento rígido e pouco flexível, que tem objetivos sólidos, ideais e nenhuma ambiguidade. Isso só é bom se esses ideais forem construtivos. *Consulte o Capítulo 6 para conhecer técnicas relacionadas ao elemento Terra, incluindo a Técnica para Energizar a Água com Pedras.*

Elemento Água

O elemento Água, associado ao segundo chakra, contém em sua composição sutil as vibrações de todos os elementos, com exceção do elemento Terra. A Água é um elemento extremamente adaptável, uma vez que representa a capacidade de fluir. Ela transporta nutrientes e propicia hidratação a todas as partes do corpo, além de estar relacionada ao sentido do paladar. No que diz respeito ao temperamento, o elemento Água representa a capacidade de alterar ideias, mover-se, crescer e seguir com o fluxo da vida. A água constitui cerca de 70 por cento do corpo físico, o que a torna mais abundante do que o elemento Terra no corpo e um dos mais poderosos elementos para a cura e a manutenção da saúde física, mental e emocional.

A Água assume a forma de qualquer recipiente. Ela também pode ser encontrada na forma sólida, líquida ou gasosa, o que mostra que assume a energia do que a afeta. A Água, ao longo do tempo, pode até corroer as rochas e as grandes montanhas. É um elemento cujo imenso poder é, muitas vezes, subestimado. Como o elemento Água é encontrado no segundo chakra, ele também está conectado com os sentimentos e as emoções, que são extremamente fluidos e estão sempre em mutação. Assim como a água, os sentimentos assumem a estrutura e a energia daquilo que os criou. A água pode ser usada para lavar tudo o que é indesejado, incluindo sentimentos negativos. Sua maior dádiva é sua natureza sempre em movimento.

O elemento Água assume as vibrações de qualquer coisa que o cerca ou em que está. Ele pode ser utilizado para absorver vibrações positivas de praticamente qualquer coisa, por isso pode servir para carregar um ambiente com qualquer energia que uma pessoa queira cultivar. As pessoas que têm muito elemento Água em sua constituição devem procurar andar sempre em boa companhia, porque têm a inclinação natural para ser como aqueles que estão ao seu redor. Se as companhias forem positivas e bem-sucedidas, as pessoas de Água vão entrar naturalmente em sintonia com essa energia de sucesso. E se as influências forem negativas ou más, as pessoas de Água tenderão a se tornar nocivas também. *Consulte o Capítulo 6 para conhecer a Técnica de Purificação com o Elemento Água, a Técnica para Energizar a Água com Mantras e outras técnicas para trabalhar com o elemento Água.*

Elemento Fogo

O elemento Fogo, associado ao terceiro chakra, contém a sutil essência do Fogo, do Ar e do Éter, mas não da Água ou da Terra. O Fogo é responsável pela digestão e está vinculado à criação e à destruição, mas principalmente à destruição. O elemento Fogo, ligado ao sentido da visão, propicia a força de vontade, o foco e a determinação. Ele faz isso destruindo tudo que não é o ponto focal da pessoa. A destruição é um processo vital para o bem-estar, eliminando o que não é mais útil na vida.

O Fogo é a capacidade de transformação, tanto física quanto sutil. No nível físico, o alimento é digerido e transformado em energia e nutrientes. O incêndio destrói o receptáculo da energia, de modo a liberar a energia dentro dele e redirecioná-la para outros fins. Por exemplo, a manifestação de uma doença, tal como um tumor, tem de ser destruído. A energia no interior do tumor tem de ser desviada para funções corporais saudáveis, o que só é possível depois que o tumor for destruído. A energia em si é neutra; ela precisa de intencionalidade para funcionar de uma determinada forma. Quando um receptáculo é destruído, a energia pode ser usada para outros fins ou ser utilizada para criar um novo receptáculo.

No nível sutil, o Fogo é usado para destruir pensamentos e desejos, o que acabaria por formar a base de uma manifestação física sólida. Se uma pessoa tem dez desejos, o elemento Fogo pode ser utilizado para dissolver nove deles, direcionando o poder por trás desses nove desejos para a manifestação do que restou. Quando concentramos nosso foco numa única coisa, nós a alimentamos energeticamente. Quando nosso foco não abrange uma única coisa, o Fogo age destruindo tudo o que está além dela.

Aprender a trabalhar com a energia do Fogo é importante para que você consiga manifestar as coisas que deseja e de que precisa na vida e para conseguir abrir mão das coisas de que na verdade não precisa. O amor é como o Fogo, e sua essência sutil está contida dentro de uma região ígnea no centro do coração espiritual. O amor também é unidirecional e intensamente concentrado, embora seja tão amplo que pode conter muito mais do que um desejo limitado. O próprio desejo é um tipo de Fogo. As energias de criação e destruição associadas com o Fogo são os dois lados da mesma moeda: se você tem uma, também terá a outra. O Fogo também detém a energia de preservação, mas apenas quando já consumiu tudo com exceção de si mesmo. Contemple a intensidade e o poder de um incêndio em relação aos desejos e você entenderá muito bem como os pensamentos e desejos moldam o caminho de vida de uma pessoa.

Consulte o Capítulo 6 para aprender várias técnicas relacionadas ao elemento Fogo, inclusive a Visualização para se Abastecer de Energia sutil e a Técnica Pranayama para Dissipar a Energia Negativa.

O Elemento Ar

O elemento Ar, associado ao quarto chakra, contém apenas a essência sutil do Ar e do Éter e, portanto, tem muito pouca densidade. Ele está relacionado com o sentido do toque e é importante para a vida devido ao prana que carrega e à sua leveza intrínseca. O elemento Ar também está ligado ao pensamento e ao modo como o pensamento percorre o corpo. Se não fosse o ar, os pensamentos não poderiam se mover nem se formar. Exageros no elemento Ar podem causar perturbações na mente, incluindo pensamentos e preocupações excessivos.

A maioria das pessoas já ouviu o termo "cabeça de vento", que designa uma pessoa desconecta da realidade cotidiana. Como o elemento Ar evoca leveza e energias edificantes, ele também tem a capacidade de nos tirar os pés do chão, por assim dizer, na maneira como nos relacionamos com todos os aspectos da vida. O elemento Ar é muito importante para a expansão e o crescimento pessoal, mas tem de ser equilibrado com os elementos Terra, Água e Fogo para que tenhamos uma vida produtiva e cheia de significado. Quando eles não estão em equilíbrio, desenvolvemos uma tendência para viver perdidos em devaneios, num mundo de sonho que nós próprios criamos e que atua como uma barreira para uma vida integrada. Ter novas ideias e a capacidade de ser expansivo é maravilhoso, mas para colocar essas ideias em prática é preciso comprometimento e os dois pés no chão. A natureza do ar é estar sempre em movimento e fluindo livremente. Essa energia, em excesso, leva à falta de compromisso e comprometimento e à dificuldade para concluir projetos antes de saltar para uma nova ideia.

Os elementos Ar e Éter são forças poderosas para ajudar o indivíduo a se conectar a reinos mais elevados e amplos da consciência. Quando trabalhamos positivamente com o elemento Ar, ele pode ser utilizado como uma força de elevação que neutraliza a sobriedade e a densidade da mente, ou qualquer pensamento ou crença limitantes. O ar é purificador e contém uma grande quantidade de energia prânica. Esse aumento de prana combinado com a circulação do ar no corpo "varre" do corpo energias estagnadas e as substitui pelo prana que dá vida. A arte pranayama baseia-se em exercícios respiratórios que aumentam o prana ou o levam a circular por diferentes partes do corpo, desfazendo bloqueios energéticos e sanando problemas mentais ou emocionais.

Quanto mais expansiva é a pessoa e quanto mais prana é absorvido por meio da respiração, menos comida ela precisa consumir. A fome é um tema interessante e, definitivamente, não é algo muito bem compreendido pela ciência ou pela medicina ocidental moderna. Quando há muito prana, a fome cessa. Quando há ausência de prana, a fome aumenta. Isso é algo sobre o qual você deve refletir profundamente se quer realmente entender como o prana e a energia sutil em geral funcionam no corpo.

Sem ar, as pessoas não podem perceber a realidade por meio do sentido do tato. A pessoa que tem muita sensibilidade ou aprecia muito o toque se dá muito bem com o elemento Ar. O toque é uma maneira de se conectar com algo fora de si mesmo, e o ar é um modo de energia que move as coisas. Às vezes, novas experiências e percepções são necessárias na vida. Aprender a trabalhar com o elemento Ar de forma eficaz pode nos ajudar a dar nova vida às experiências e alterar a forma como percebemos a realidade, aliviando a densidade de cada uma delas. Ter rigidez demais na vida não é saudável. O elemento Ar e sua natureza expansiva podem ajudar a trazer equilíbrio e uma nova perspectiva para os aspectos aparentemente mundanos da vida, que nunca são, na verdade, tão mundanos quanto podem parecer. *Consulte a Técnica Pranayama para Gerar Energia e outras técnicas relacionadas ao elemento Ar, no Capítulo 6.*

O elemento Éter

O elemento Éter, associado a Vishuddha, o quinto chakra, está ligado ao sentido da audição. Esse elemento contém apenas o elemento sutil do Éter, que é também conhecido como Espaço. O espaço nem sempre é considerado um elemento, mas ele definitivamente é! Até a física moderna mostrou isso, algum tempo atrás, por meio de estudos da gravidade dos planetas e como eles se mantêm no espaço. O espaço pode dobrar e esticar; e, como tal, é onde o tecido de tudo é criado.

Os Vedas ensinam que todo o universo foi criado a partir do som. A física está recuperando o atraso com o conceito da teoria das cordas. O som é um aspecto da frequência vibracional que dá origem a toda a criação. Até a luz, de acordo com os Vedas, vem do som, que parece ter ambas as frequências, audíveis e inaudíveis, associadas à sua energia, bem como a luz ou a cor.

Como o som é a base de todas as vibrações, o mantra é uma ferramenta extremamente diversificada para se utilizar na cura, pois corrige desequilíbrios e elimina a energia bloqueada ou estagnada no corpo. O mantra age diretamente no cerne do corpo sutil e na energia sutil, provocando uma mudança de dentro para fora. Existem mantras para praticamente qualquer coisa, mas para usá-los efetivamente convém usá-los com a orientação de um guru ou um professor qualificado. Por causa da energia que carregam, alguns podem ser prejudiciais se não estivermos devidamente preparados para trabalhar com eles. Assim como o exemplo da lâmpada de 60 watts ligada a uma corrente de 200 watts. Ela com certeza vai queimar.

O som utilizado para a cura não tem de vir necessariamente de um mantra; ele pode vir da música, da voz, de instrumentos, de tambores, de animais, da água corrente, da natureza ou de qualquer coisa que produza uma corrente vibratória. Como o som está geralmente ligado a outros elementos além do Éter, ele é uma excelente modalidade para tratar questões mais complexas. Por exemplo, os murmúrios de um rio estão conectados tanto ao Éter quanto à Água, assim como ao segundo chakra. Lembre-se, é por meio do segundo chakra que percebemos a nós mesmos, e a água controla a nossa capacidade de seguir com o fluxo, curar e mudar. O som da água de um rio ou do mar pode ser usado com muitas finalidades diferentes, inclusive para curar diferentes aspectos da psique, as emoções e o corpo. A reflexão sobre esse e outros exemplos semelhantes ajudará você a compreender as muitas maneiras possíveis de se combinar os elementos para obter saúde e cura.

Até mesmo sons aparentemente simples como as palavras têm poderosas vibrações. Todas as palavras carregam uma energia que pode ser sentida e compreendida, mesmo num nível consciente, então imagine o que as palavras podem fazer num nível subconsciente. As palavras têm o poder de curar ou prejudicar; afirmações e mantras criam positividade e prosperidade interior, enquanto palavras negativas prejudicam a prosperidade interior e a autoestima.

Técnicas baseadas nos mantras, nos sons e no espaço se utilizam, todas elas, do elemento Éter. Consulte a *Visualização do Espaço Infinito* e a *Técnica para Energizar a Água com Mantras*, no Capítulo 6, que são ótimas para se começar esse trabalho.

Eu, pessoalmente, conecto-me com o som mais do que com qualquer outra coisa. Adoro música, mantras, falar, cantar e ouvir a cacofonia do mundo em geral. O som é para mim um veículo que permite a passagem de todos os outros modos de expressão. Que elemento provoca a maior resposta em você? Vamos descobrir!

Questionário da composição elemental

O questionário da composição elemental foi projetado para ajudá-lo a compreender que tipo de corpo físico você tem. Ele usa o mesmo sistema de pontuação do questionário do temperamento. Assim como fez anteriormente, responda a cada pergunta baseando-se no modo como *suas ações realmente são*, não como você gostaria que fossem ou pretende que sejam um dia. O que você quer ser e o que você de fato é podem não ser a mesma coisa. Seja sincero consigo mesmo, para que possa se conhecer melhor.

Perguntas sobre o elemento Éter	Quase sempre	Às vezes	Quase nunca
1. Adoro música.			
2. A música me inspira profundamente.			
3. Na prática espiritual, gosto de entoar ou ouvir mantras.			
4. Os sons podem me relaxar ou me dar vontade de movimentar o corpo.			
5. Gosto de fitar as estrelas à noite ou durante o dia.			
6. Acho interessante o conceito de espaço sideral.			
7. Posso sentir vibrações com o meu corpo.			
8. A música e o som podem me fazer pensar de modo diferente.			
9. Adoro o conceito do nada.			
10. Adoro refletir sobre a natureza do tempo e como ele funciona.			
11. Uma comunicação clara é importante para mim.			
Total de pontos:			
Agora multiplique os pontos acima pelo número de cada quadrado e encontre seu total de pontos.	Pontos x 4 =	Pontos x 2 =	Pontos x 0 =
Some a pontuação dos três quadrados acima para encontrar sua pontuação do elemento Éter:			

Perguntas sobre o elemento Ar	Quase sempre	Às vezes	Quase nunca
1. Sou alto ou tendo a ser magro e esbelto.			
2. Costumo ter a mente agitada ou me preocupar muito.			
3. Adoro a sensação do toque.			
4. As massagens me fazem relaxar.			
5. Adoro ser expansivo e aberto nas minhas percepções da vida.			
6. Tenho dificuldade para focar um projeto ou uma tarefa à mão.			
7. Sou uma pessoa de muitas ideias, mas gosto mais de pensar sobre elas do que de as executar.			
8. Não gosto muito de comidas pesadas; prefiro opções mais leves e saudáveis.			
9. Minha pele tende a ser seca.			
10. Não tenho muita resistência física.			
Total de pontos:			
Agora multiplique os pontos acima pelo número de cada quadrado e encontre seu total de pontos.	Pontos x 4 =	Pontos x 2 =	Pontos x 0 =
Some a pontuação dos três quadrados acima para encontrar sua pontuação do elemento Ar:			

Perguntas sobre o elemento Fogo	Quase sempre	Às vezes	Quase nunca
1. Sou uma pessoa muito focada e gosto de tarefas que requeiram essa qualidade.			
2. Tenho um apetite saudável e gosto muito de comer.			
3. Sou muito ambicioso.			
4. Meu cabelo é fino e prematuramente grisalho.			
5. Prefiro o clima frio e não gosto de calor excessivo ou de comidas e bebidas frias.			
6. Eu me irrito com facilidade e sou meio explosivo.			
7. Ganho e perco peso facilmente quando me empenho para isso.			
8. Não sou magro nem gordo.			
9. Sou voluntarioso e geralmente não tenho muita paciência.			
10. Embora não precise de uma fonte externa de calor para me aquecer, adoro ficar ao pé de uma lareira.			
Total de pontos:			
Agora multiplique os pontos acima pelo número de cada quadrado e encontre seu total de pontos.	Pontos x 4 =	Pontos x 2 =	Pontos x 0 =
Some a pontuação dos três quadrados acima para encontrar sua pontuação do elemento Fogo:			

Perguntas sobre o elemento Água	Quase sempre	Às vezes	Quase nunca
1. Sou muito emotivo e sentimental.			
2. Sou empático e sinto o que os outros sentem com muita facilidade.			
3. Adoro ficar dentro da água ou à beira da água.			
4. Meu estado de espírito muda com frequência.			
5. Fico triste ou de baixo astral de uma hora para outra.			
6. Tendo a seguir as orientações de alguém em quem confio.			
7. Adoro a Lua!			
8. Gosto de ouvir o que os outros têm a dizer e entendo o ponto de vista alheio.			
9. Adoro o sabor e a experiência de comer e beber bem!			
10. Tenho dificuldade para estabelecer limites na minha vida pessoal.			
Total de pontos:			
Agora multiplique os pontos acima pelo número de cada quadrado e encontre seu total de pontos.	Pontos x 4 =	Pontos x 2 =	Pontos x 0 =
Some a pontuação dos três quadrados acima para encontrar sua pontuação do elemento Água:			

Perguntas sobre o elemento Terra	Quase sempre	Às vezes	Quase nunca
1. Tenho ideias fixas sobre a vida, mas costumo ver o quadro maior.			
2. Tenho um grande amor pelo meu lar, minha família ou minhas tradições.			
3. Tenho uma forte capacidade organizacional.			
4. Demoro para me mexer e/ou costumo ganhar peso com facilidade.			
5. Adoro estar em meio à natureza, entre as árvores e pisando na terra.			
6. Os perfumes me afetam muito. Adoro aromas agradáveis!			
7. Gosto de constância na vida e tendo a planejar minhas atividades de antemão.			
8. Adoro comidas substanciosas, como massas e batatas, e minha digestão é um pouco lenta.			
9. Tenho um corpo curvilíneo ou cabelos ondulados.			
10. Minha pele tende a ser oleosa.			
Total de pontos:			
Agora multiplique os pontos acima pelo número de cada quadrado e encontre seu total de pontos.	Pontos x 4 =	Pontos x 2 =	Pontos x 0 =
Some a pontuação dos três quadrados acima para encontrar sua pontuação do elemento Terra:			

Pontuação do elemento Éter: ___
Pontuação do elemento Ar: ___
Pontuação do elemento Fogo: ___
Pontuação do elemento Água: ___
Pontuação do Elemento Terra: ___

A combinação de gunas e elementos

Gunas e elementos são coisas diferentes, mas estreitamente relacionadas. Os elementos são manifestações tangíveis que podemos ver e vivenciar, ao passo que os gunas se relacionam aos atributos e temperamentos. Quanto mais você entender a interligação entre gunas e elementos, mais fácil será compreender a interligação entre o equilíbrio da mente, do corpo e da alma.

Como você pode ver na tabela a seguir, os elementos Terra e Água são considerados parte do guna tamas. Os elementos Ar e Éter, devido aos seus atributos, são considerados parte do guna sattva. O elemento Fogo é considerado parte do guna rajas. Embora rajas possa abranger os elementos Ar e Água, isso raramente acontece quando se trata da manifestação dos elementos no temperamento de uma pessoa. No entanto, não se pode excluir totalmente essa possibilidade.

Elemento	Guna	Chakra	Atributos Positivos	Atributos Negativos
Terra	Tamas — alicerces	1º Muladhara	Administração, redação, organização, estratégia, alicerces sólidos, constância, bom sono	Preguiça, indolência, inércia, sono excessivo, má alimentação, falta de exercícios, falta de disciplina, falta de clareza do caminho da vida
Água	Tamas — alicerces Rajas — intenção focada (às vezes)	2º Svadhisthana	Fluir, curar, um sólido sentido de eu, limites saudáveis, poder de adaptação, autoestima, facilidade de mudar	Falta de autoconfiança, atitude negativa, melancolia, emotividade, sem sentido de eu, falta de personalidade (inconstância)
Fogo	Rajas — intenção focada	3º Manipura	Foco, força de vontade, confiança, desejos, atitude, proatividade, dinamismo, espírito de liderança, determinação, autoridade, presença régia	Raiva, desejos excessivos, pensamentos dispersos, falta de foco, dificuldade para executar ideias, atitude dominadora, sede de poder, agressividade, atitude abusiva

Ar	Sattva — clareza Rajas — intenção focada (às vezes)	4º Anahata	Percepção da energia sutil, intuição, abertura para possibilidades, atitude expansiva	Desapego da vida, pés fora do chão, instabilidade, falta de comprometimento, falta de foco e de poder de realização
Éter	Sattva — clareza	5º Vishuddha	Indiferença a elogios ou à culpa, consciência, comunicação clara, honestidade	Desrespeito às regras, desrespeito às autoridades, desonestidade

Informações adicionais sobre a sua composição e o seu temperamento

Vamos apresentar mais algumas maneiras pelas quais você pode identificar o seu temperamento e a sua composição pessoal de elementos. Embora você já tenha preenchido o questionário, vamos tentar aprofundar um pouco mais seu conhecimento a respeito deles por meio de uma prática intuitiva. Existem duas maneiras principais de se determinar a composição elemental de uma pessoa. A primeira baseia-se no autoexame. Pegue uma folha de papel e anote nela o nome dos cinco elementos. Agora que já tem uma ideia do que representa cada um dos elementos, procure perceber qual deles mais o atrai. Anote o número 1 na frente desse elemento. Em seguida numere os outros quatro, por ordem de preferência. O tempo que você levará para concluir esse exercício depende de quanto você se conhece. Se não levar muito tempo, ótimo! Se levar, empenhe-se para completá-lo e não se preocupe. Esse é só o ponto de partida para aprender mais sobre si mesmo.

Depois que tiver identificado os dois primeiros elementos pelos quais sente mais atração, você já pode dar uma olhada nas modalidades associadas a esses seus elementos favoritos. Elas lhe parecem interessantes? Acha que servem para você? Se acha, isso é sinal de que identificou corretamente a sua composição com base nas suas preferências e inclinações. Verifique o elemento que ficou em quinto lugar na sua lista, por ordem de preferência, e nas modalidades associadas a ele. Parecem desinteressantes? Ou você se sente misteriosamente atraído por elas, embora não pareçam agradá-lo? É importante investigar tudo isso. Muitas vezes o elemento pelo qual você se sente menos atraído é aquele de que o corpo e a mente mais precisam para se curar. Ele não é necessariamente o elemento mais fraco, mas pode ser o que necessite de mais equilíbrio. Com tempo, contemplação e discernimento interior, é possível determinar com mais precisão qual é a sua constituição interior e diferenciá-la do que você percebe externamente. Tudo bem se a sua avaliação inicial não for muito apurada; use-a como uma medida para estimar em que estágio você está agora e o que precisa para alcançar o equilíbrio.

A segunda maneira de descobrir qual é a sua composição elemental é fazer um mapa astral, pois cada planeta corresponde a um elemento. Um bom astrólogo será capaz de determinar sua configuração de elementos com base no seu mapa. No entanto, eu não recomendo esse método, pois trata-se de um artifício rápido que na verdade não ajudará você a se conhecer melhor. Quando outra pessoa lhe diz o que você é, ela interrompe seu processo de autoconhecimento, o que é essencial para manter o equilíbrio da vida e a saúde física, mental e emocional. Algumas doenças e experiências negativas parecem surgir do nada justamente porque muitas vezes não estamos em contato com o nosso próprio ser. Sempre recebemos dicas e sinais de aviso, basta que tenhamos sensibilidade para percebê-los. A percepção da energia sutil requer que a pessoa trabalhe diligentemente com essa energia. Comece a desenvolver a percepção da energia sutil analisando a sua própria natureza e o seu caráter. Depois que tiver uma ideia da sua composição de elementos, se quiser consultar um astrólogo, tudo bem. Os dois métodos podem ser usados como instrumentos de autoconhecimento, mas primeiro procure fazer você mesmo essa autoanálise.

Depois que tiver ordenado os elementos por ordem de preferência, tente determinar a porcentagem de cada um deles dentro de você (talvez você já tenha uma ideia graças ao questionário que preencheu anteriormente). Isso será muito útil para você decidir que técnica do Capítulo 6 quer fazer primeiro. Os elementos não estão presentes na mesma proporção dentro do indivíduo. Duas pessoas podem ter escolhido os elementos na mesma ordem e ter uma composição de gunas diferente. Depois que a composição dos elementos e as porcentagens estiverem determinadas, procure saber a que gunas eles estão relacionados. Os elementos Terra e Água estão relacionados ao guna tamas; o Fogo, ao guna rajas; e o ar e o Éter, ao guna sattva. Às vezes, a Água e o Ar também podem estar relacionados a rajas, mas isso mais da perspectiva do temperamento do que da composição do corpo físico. Vamos analisar o exemplo a seguir.

Elemento	Guna	Pontuação 1-5	Porcentagem
Terra	Tamas — alicerces	2	25%
Água	Tamas — alicerces Rajas — intenção focada	4	15%
Fogo	Rajas — intenção focada	3	25%
Ar	Sattva — clareza Rajas — intenção focada	5	5%
Éter	Sattva — clareza	1	30%

Essa pessoa tem uma natureza muito prática e pé no chão, embora tenha grande clareza conceitual, o que pode levá-la a empreender buscas filosóficas e espirituais. Uma pessoa que tenha essa mesma proporção de traços tamásicos e sáttvicos pode optar por uma modalidade de cura que privilegie as correspondências dos elementos ou dos gunas. A abordagem baseada no temperamento (gunas) provavelmente funcionará melhor no início, pois propiciará gratificação tanto para a mente quanto para o corpo. Alguém com predominância do elemento Terra ou do Água, porém, nunca negligenciará o corpo e o estímulo sensorial ao escolher uma modalidade de cura. Elementos terrosos e tangíveis, fragrâncias e temperos sempre agradarão pessoas com essa composição.

O exercício anterior servirá como parâmetro para a sua autodescoberta. O exame da sua composição de elementos pode definitivamente ajudá-lo a entender melhor o seu temperamento. Como o temperamento pode se manifestar de muitas maneiras diferentes, o entendimento dos seus fundamentos básicos ajudará no entendimento dos tipos de atividade que lhe trarão mais sucesso e plenitude na vida. Esse tipo de trabalho só fica difícil quando o temperamento e a composição corporal não estão em sintonia. Se um está fora de equilíbrio, o outro também ficará, pois são os dois lados da mesma moeda. O corpo é meramente uma extensão do temperamento e foi criado de maneira que a pessoa possa expressá-lo plenamente, de modo que possam funcionar em perfeita sintonia. A falta de harmonia entre o temperamento e a composição corporal contribui para uma visão equivocada de quem você é e do que precisa fazer para que sua vida seja um sucesso.

Se existe uma predominância de Fogo, Ar ou Éter na sua composição elemental, convém levar em conta o seu temperamento ao escolher uma modalidade de cura. Coisas de natureza ígnea, aérea ou espacial o levarão a ter uma forte inclinação para realmente entender a si próprio e como o mundo funciona. Para alguém com essa natureza, entender como e por que um processo funciona é tão importante quanto o processo em si. A clareza conceitual é importante para que a pessoa intelectualmente expansiva e criativa consiga estabelecer uma conexão com a atividade que está exercendo.

Agora que já discutimos esses elementos básicos da constituição sutil e física, vamos dar uma olhada no corpo físico propriamente dito, antes de começar a tratar das modalidades de cura que funcionam melhor com cada uma delas.

O temperamento, os elementos e o corpo físico

O corpo físico é a forma mais densa de energia sutil que existe. Ele consiste na manifestação de todas as energias combinadas da pessoa. Na verdade, o corpo em si pode ser visto como a forma mais densa de energia de tudo que é mais sutil na natureza. O temperamento não só é expresso por meio do corpo físico, como é o que determina a estrutura dele. Se a pessoa é alta, baixa, esguia, curvilínea, forte, fraca, voluptuosa ou cheia de apetite, tudo isso é determinado pelo temperamento — tanto do temperamento inato quanto pelo que é moldado ao longo da vida. É o temperamento também que determina a composição dos elementos, que é, por sua vez, um dos fatores que determina o tipo de corpo.

Quando o corpo está em equilíbrio e saudável, pode-se mudar a aparência dele por meio de um processo de fortalecimento dos atributos do temperamento. O tipo físico em si não pode ser mudado, mas a maneira como o corpo o expressa, sim. Por exemplo, o excesso de gordura na região abdominal pode indicar falta de força de vontade ou foco. Lembre-se, o elemento Fogo está situado no terceiro chakra, na altura do umbigo. Quando esse elemento é forte e robusto, a digestão é boa. A força de vontade também é forte. O Fogo está ligado a rajas e ao movimento. É a superabundância de energia tamásica que causa o excesso de peso. Se o Fogo e rajas trabalham bem, isso não acontece. Tudo está conectado. Sempre que a consciência de um chakra, em particular, está fora de equilíbrio, a sua parte correspondente no corpo físico tende a ter problemas.

Vamos dar uma olhada em alguns exemplos de diferentes composições de elementos que afetam a forma e a estrutura do corpo físico. Lembre-se de que se trata de simples exemplos para ajudá-lo a entender melhor os conceitos e o modo como os elementos podem moldar a estrutura física. Eu uso, inclusive, exemplos extremos para que as características fiquem mais óbvias.

Pessoas baixas e atarracadas tendem a ter uma predominância do elemento Terra. Outra pessoa baixa, mas com um pouco mais de curvas e gordura, terá uma composição de elementos com predominância de Terra e Água. Digamos que essa mesma pessoa baixa não seja tão curvilínea, nem gorda, nem magra demais, mas tenha uma aparência saudável e em boa forma. Isso mostra uma predominância dos elementos Terra e Fogo. Para conter muito Fogo é preciso ser robusto, mas o Fogo propriamente dito ajustará essa pessoa para que ela não tenha uma composição curvilínea e com excesso de água. Fogo e Água são elementos opostos, por isso é improvável que a pessoa tenha predominância desses dois elementos em sua natureza.

Tomemos agora como exemplo uma pessoa muito alta. A grande estatura decorre dos elementos Ar e Éter. Se alguém é alto e magro, mas ainda assim parece ter uma natureza robusta, isso é sinal de que essa pessoa tem em sua composição o predomínio dos elementos Ar e Fogo. Se a pessoa é alta e magra, mas frágil e fraca, isso significa que ela tem predominância dos elementos Ar e Éter. Alguém que seja extremamente alto e muito robusto, embora não seja gordo, é um exemplo de predomínio dos elementos Ar e Terra. Reflita um pouco mais sobre esses exemplos, para ter um entendimento mais profundo da composição de elementos. Quando um ou dois elementos não são predominantes, pode ser mais difícil identificar a composição dos elementos, mas com certeza não é impossível.

O elemento Éter não pode ser visto diretamente, mas pode ser sentido. Você já encontrou alguém que está sempre cheio de energia, a tal ponto que ela parece transbordar, ultrapassando os limites do próprio corpo? Não estou falando de uma energia poderosa, nem da sensação de que a pessoa é maior do que é. É algo mais sutil do que isso, mas certamente se trata do elemento Éter. Como o Éter também é conhecido como espaço, a vastidão é o atributo que esse elemento confere às pessoas. Mesmo que a pessoa seja miúda, se ela tiver uma grande quantidade de Éter na sua composição, do ponto de vista energético ela vai causar a impressão de que tem mais profundidade e substância do que parece.

Resumo

Neste capítulo, descrevemos com detalhes tanto a disposição interior (o temperamento) quanto a composição corporal e o modo como elas se relacionam com a energia sutil dos gunas e dos elementos. Essa é a base da energia sutil que mais influencia a sua vida, pois ela molda quem você é no nível físico do seu ser e na sua consciência. Você teve a oportunidade de preencher dois questionários que determinam os traços básicos do seu temperamento e da sua composição corporal e aprendeu como aprofundar o seu estudo sobre o que faz de você um indivíduo único.

A Parte 1 deste livro abrange todo o conceito geral do que significa cura vibracional e o modo como ela se relaciona com a mente, o coração, o corpo, a prosperidade interior e os aspectos espirituais da sua vida. Aprendemos o que é energia sutil e de onde ela vem. Descobrimos quais são os chakras principais associados com a saúde em geral e discutimos como a consciência associada a cada um desses centros de energia afeta o fluxo de energia sutil no seu corpo. Também investigamos a respeito da energia sutil que dá origem ao temperamento e à composição física por meio dos gunas e dos elementos.

Na Parte 2, vamos discutir as modalidades de cura usadas na cura vibracional e que lançam mão dos gunas e dos elementos. Também vamos aprender técnicas específicas referentes a todos os gunas e elementos. Desse modo você poderá escolher ou abordagens baseadas no temperamento (gunas) ou abordagens baseadas na composição do corpo físico (elementos). Agora vamos dar uma olhada no que nos aguarda!

Parte 2

Técnicas e instrumentos de cura

Já analisamos um vasto corpo de conhecimento que abrange o conceito de energia sutil, quais suas características e como ela atua na cura vibracional. Já discutimos sobre todos os aspectos que determinam o temperamento e a constituição física. Agora é hora de começarmos a pensar nas modalidades de cura vibracional que funcionam melhor para você. Nos próximos capítulos, você vai descobrir como usar tanto o temperamento quanto a constituição física para determinar que tipo de modalidade funciona melhor no seu caso, além de descrever cada modalidade de acordo com o guna e a composição corporal a que corresponde.

Você também vai conhecer estratégias que o ajudarão a identificar as melhores modalidades para atender às suas necessidades do momento. Mas para isso você precisa ser extremamente sincero consigo mesmo, pois é essa sinceridade e a disposição para se conhecer que lhe apontarão a direção certa. A primeira pergunta a se fazer é: "Como eu me relaciono com o mundo?" Com respeito a isso você pode escolher uma das duas abordagens a seguir. 1) a composição dos elementos (energia física) ou 2) a correspondência entre temperamento e gunas (energia mental e espiritual). Essas duas abordagens estão relacionadas. O que muda é o ponto de vista apenas. Na vida, você usa mais a sua percepção sensorial física e a experiência direta ou os seus ideais e o senso de propósito? Se você respondeu percepção sensorial, que está relacionada com seu corpo físico, procure entender, por meio do questionário de composição elemental do Capítulo 3, como cada modalidade de cura está relacionada com a sua composição de elementos pessoal. Essa abordagem também funciona melhor quando a pessoa não tem ideia de qual seja o seu caminho ou propósito de vida, nem sabe direito em que realmente acredita. Se optar pelas modalidades relacionadas aos elementos, você logo vai sentir o que funciona melhor, o que faz bem para o seu corpo e o que mais fortalece as suas emoções e o seu corpo físico.

Se você se relaciona com a vida mais por meio dos seus ideias e do senso de propósito na vida (energia mental e espiritual), é melhor buscar a cura por meio de modalidades que trabalhem diretamente com o seu temperamento e sua composição de gunas.

Determinando a composição de elementos, fica mais fácil determinar a composição de gunas. E conhecendo a sua composição de gunas fica mais fácil responder às perguntas relacionadas ao seu caminho de vida e ao modo como você encara a vida. Você também pode determinar a sua composição de elementos por meio da compreensão dos gunas e do temperamento, mas é mais difícil. A diferença básica entre essas duas abordagens é só o ponto de partida; no final, tudo se funde numa coisa só. As modalidades de cura baseadas nos gunas são as modalidades baseadas nos elementos, e vice-versa. Eu as descrevo separadamente simplesmente porque as pessoas encaram e entendem a vida de maneiras diferentes. Algumas usam os sentidos para chegar ao seu eu interior e outras partem do seu eu interior para se examinar externamente. Depois que você descobrir que abordagem funciona melhor como ponto de partida, no seu caso, começa a diversão!

Como as pessoas têm um temperamento e uma composição de elementos diferentes, cada uma delas tem um ponto de partida e uma maneira de abordar a cura. Se no seu caso as cores forem a melhor abordagem, então use das cores. Se a natureza funciona melhor, em vez dos mantras e as cores, use a natureza! Não existe certo ou errado quando se trata de bem-estar. Só existe o que é melhor para uma pessoa com base no temperamento dela. As frequências vibracionais se sobrepõem no temperamento de uma pessoa, o que faz com que muitas abordagens diferentes possam ter um efeito positivo sobre a saúde.

Outra coisa que é preciso ter em mente quando você começa sua jornada pela cura vibracional é que não deve ter expectativas irreais. Os desequilíbrios mentais e emocionais têm de receber a mesma ênfase — ou até mais ênfase — que a manifestação física da doença, pois eles são a causa primária da enfermidade física. A cura vibracional não é magia. Ela segue seu próprio sistema de regras, que tem de ser entendido para que funcione com eficiência. Siga as orientações deste livro e busque com afinco a modalidade que mais lhe agrada, pois esse é o melhor caminho para você se curar e desbloquear o seu eu verdadeiro, de dentro para fora.

Não se esqueça do seu corpo físico

Embora a cura vibracional pareça dar mais ênfase aos desequilíbrios mental e emocional, isso só acontece porque os papeis positivos da mente e do espírito em geral são negligenciados quando se fala de abordagens convencionais à saúde. No entanto, devemos em primeiro lugar e acima de tudo prestar atenção às formas práticas de cuidarmos do nosso corpo. Como as doenças físicas são o fator que mais nos leva a buscar a cura, os itens a seguir são pilares fundamentais em qualquer modalidade de cura vibracional utilizada.

Exercício: É a energia bloqueada ou estagnada o que mais provoca problemas físicos. Uma grande parte dos problemas físicos de saúde desapareceria se as pessoas cuidassem melhor do seu corpo físico e fizessem exercícios. No entanto, o modo como o exercício afeta o corpo e os tipos de exercício que mais o beneficiam mudam de pessoa para pessoa. Conhecer a sua estrutura corporal inata, que se baseia no temperamento e no propósito de vida, pode ajudar você a estabelecer metas realistas ao elaborar um programa de exercícios. Os exercícios nesse contexto não visam um objetivo específico, mas sim manter o bem-estar e o condicionamento físico por meio do movimento, o que faz a energia circular e combate a sua estagnação.

Quando se mantém o corpo em boa forma, a superabundância do guna tamas e a inércia são dissipadas, tanto do corpo físico quanto do corpo energético. Quanto menos energia tamásica em excesso você tiver, mais a energia circulará livremente pelo seu corpo. O yoga é um método bem conhecido para combater diferentes doenças por meio de posturas específicas. A maioria das posturas do yoga serve para levar a respiração, o prana e o movimento para regiões onde há bloqueios energéticos. O kundalini yoga e o yoga kriya, em particular, são recursos muito poderosos para fazer a energia sutil circular pelo corpo e assim combater problemas de saúde, mas a intensidade dessas práticas nem sempre é adequada para pessoas que têm doenças graves. Mas, se o exercício for possível, faça-o. A prevenção sempre funciona melhor do que o tratamento.

Hidratação: Só o fato de estarmos bem hidratados, bebendo muita água, já é uma vantagem no nosso processo de cura no nível físico e emocional, pois a água ajuda a eliminar as toxinas no nível físico, e tudo o que acontece no nível físico repercute no nível energético, visto que os dois níveis estão intrinsecamente ligados. Tomar banho diariamente também faz bem à saúde. A sensação da água sobre o corpo invoca uma sensação de limpeza e revitalização que desencadeia sensações positivas no corpo. Quem já não sonhou com um delicioso banho de banheira após um longo e estressante dia de trabalho? O conforto que a água traz pode tornar a vida mais agradável quando ela é usada de forma consciente e com uma intenção positiva.

Sentimentos positivos: Como já dissemos, a doença começa no nível energético, ou seja, no corpo sutil, por isso o trabalho direto com as emoções pode combater as manifestações da doença antes mesmo que ela atinja o corpo físico. Nunca me canso de enfatizar quão importante é cultivar sentimentos positivos para se ter saúde e bem-estar. Quando uma pessoa começa a se sentir de bem com a vida, a vida dela melhora. A saúde melhora. A conexão espiritual melhora. A energia flui mais livremente e a saúde, a felicidade e a qualidade de vida aumentam.

Agora vamos dar uma olhada em várias técnicas e instrumentos da cura vibracional!

Capítulo Quatro

Modalidades de cura de acordo com o tipo físico (os elementos)

Introdução às modalidades de cura associadas aos elementos

Vamos conhecer agora algumas modalidades de cura e o modo como elas se relacionam à composição pessoal dos elementos. (*Consulte o questionário do Capítulo 3 para determinar o seu tipo elemental.*) Quando pensar na cura em termos de constituição do corpo físico, saiba que existem duas abordagens que podem ser usadas em conjunto, pois uma complementa a outra. A primeira abordagem consiste em usar uma modalidade com que a pessoa tenha grande afinidade. Por exemplo, se uma pessoa tem uma grande quantidade do elemento Terra na constituição física, usar modalidades associadas a esse elemento, como a aromaterapia, será a melhor opção para trabalhar com a energia dela. A segunda abordagem seria usar a modalidade que corresponde a uma área da constituição física da pessoa que esteja mais enfraquecida ou apresente problemas. Por exemplo, uma pessoa que precise de foco e mais força de vontade se beneficiaria muito com uma modalidade de cura associada ao elemento Fogo. Ainda existe uma terceira opção: descobrir uma única modalidade que combine os elementos que correspondam aos pontos fortes e fracos da pessoa. Se ela tem tanto Fogo quanto Ar na sua constituição, pode experimentar a Técnica Pranayama para Dissipar a Energia Negativa, apresentada na página 215. O modo como você aborda isso é você quem decide, e vai ser preciso um pouco de prática para descobrir o que funciona melhor (ou simplesmente não funciona). Cada pessoa tem uma combinação de elementos e uma disposição diferentes, portanto nenhuma abordagem servirá para todos!

Para trabalhar bem com as modalidades associadas aos elementos e entender a constituição elemental de uma pessoa, é preciso começar avaliando o que ela gosta e o que não gosta. Já apresentamos os atributos de cada elemento. Agora anote num papel o nome de cada elemento e alguns atributos de cada um deles. Por exemplo, o elemento Éter corresponde ao som, à música, à voz, aos mantras e a qualquer coisa relacionada ao som e ao espaço. Depois que você tiver em mãos essa lista, numere os elementos de um a cinco, atribuindo o número cinco àquele pelo qual você sente uma inclinação maior. Eu recomendo que comece pela modalidade que mais o atrai; algo que lhe dá prazer e o encante. Isso fará com que a cura energética seja uma experiência positiva e gratificante, e isso é muito importante, pois assim você ficará mais disposto a continuar praticando-a e descobrindo coisas que o agradem. Toda modalidade requer um longo período de prática para que possa ser compreendida em profundidade, por isso é preciso constância para que se consiga conhecer algo em profundidade.

Eis uma tabela mostrando os atributos básicos de cada elemento.

Elemento	Percepção sensorial	Atributos
Terra	Olfato	Sólido, rígido, fixo, contém todos os outros elementos dentro dele.
Água	Paladar	Flexível, fluido, adaptável, pode transportar vibrações de qualquer coisa, purificador, assume o formato do seu receptáculo.
Fogo	Visão	Energia destrutiva que libera a energia sutil, para ser usada para outros propósitos.
Ar	Tato	Leve, expansiva, fluida, sem forma.
Éter	Audição	O mais sutil dos elementos, corrente de som, corrente de pura vibração que pode criar som e luz

Modalidades de cura associadas ao elemento Terra

O elemento Terra tem muitas modalidades a ele associadas, porque esse elemento representa tudo que é tangível e tátil. Como o corpo físico tem muito desse elemento na sua composição, há muitas técnicas, em todas as partes do mundo, que trabalham com esse elemento. Esse trabalho com o elemento Terra causa um efeito direto sobre o corpo físico e também pode ajudar a trazer equilíbrio para o chakra da Raiz (Muladhara) e a consciência contida dentro desse chakra, que se relaciona à estabilidade, a fundações sólidas e ao propósito da vida.

Outro benefício de se trabalhar com as modalidades associadas ao elemento Terra é sua eficácia ao tratar problemas relacionados ao corpo físico. "Semelhante atrai semelhante"; muitas vezes a densidade do corpo físico requer algo igualmente denso para que ele recupere o bem-estar. Se a doença já atingiu o corpo físico, ele tem de ser tratado com recursos físicos e palpáveis. Por exemplo, ouvir uma música pode fazer você se sentir melhor do ponto de vista emocional, mas não é suficiente para curar uma ferida física. Curiosamente, como o elemento Terra contém a essência sutil de todos os outros elementos, materiais terrosos podem ter um efeito direto sobre todos os elementos, sentidos e até mesmo emoções e temperamentos psicológicos. As modalidades associadas ao elemento Terra são, de longe, as mais diversas, ecléticas e poderosas modalidades de cura que existem para se trabalhar em todos os níveis da mente, do corpo e da alma. Vamos, portanto, descrever em detalhes as diferentes modalidades associadas a esse elemento.

Aromaterapia e Óleos Essenciais

A aromaterapia é uma modalidade muito eficaz quando associada ao elemento Terra. Como é esse elemento que governa o sentido do olfato, a aromaterapia se encaixa nessa categoria. O olfato é uma percepção sensorial primitiva, relacionada com o nosso eu mais intuitivo e instintivo, que também rege o sentido do paladar. A aromaterapia é uma das muitas modalidades que são extremamente diversificadas e podem ter um efeito ainda mais poderoso quando combinada com outros tratamentos e aplicações, como a massagem. Muitas vezes, o óleo de massagem usado tem uma fragrância particular que invoca o equilíbrio do corpo.

Existem fragrâncias que afetam cada um dos chakras e fragrâncias que equilibram as emoções, combatem distúrbios mentais e muito mais. Um praticante bem versado na aromaterapia pode usar os diferentes atributos das fragrâncias para tratar desequilíbrios em praticamente qualquer sistema do corpo, tanto mental quanto emocional. Tudo, desde dores musculares até dores de cabeça, dores relacionadas ao sistema nervoso e à ansiedade, pode ser amenizado se usarmos a forma correta de aromaterapia. O uso de aromatizantes de ambiente numa casa é o exemplo mais comum. Até o aroma do nosso prato favorito pode ser um tipo de aromaterapia, devido à forma positiva pela qual ele afeta a nossa psique.

Os óleos essenciais, outro tratamento alternativo muito comum, podem ser obtidos a partir de praticamente quase qualquer fragrância. Alguns óleos essenciais podem ser usados internamente, como suplemento dietético, enquanto muitos são destinados apenas ao uso tópico ou para inalação. Os maiores benefícios dos óleos essenciais são a sua potência e a sua concentração forte. Se você cortar uma laranja fresca, o cheiro vai ser sutil. Se você inspirar o aroma de um óleo essencial de laranja, a fragrância será intensa e concentrada e, por isso, pode ser utilizada como uma forma potente de aromaterapia. Nem todos precisam de aromas tão concentrados, por isso encontre o que funciona melhor para você e procure descobrir por que motivo; essa análise vai ajudá-lo a entender melhor seus pontos fortes e fracos, proporcionando uma melhor compreensão de si mesmo.

Existem muitos livros, vídeos na internet e outras fontes de informação sobre a aromaterapia e os usos dos óleos essenciais. Existem muitas empresas que os vendem em diferentes graus de pureza e usos terapêuticos. Encontre uma marca de boa qualidade e comece a descobrir o que os óleos essenciais são capazes de fazer por você. Os três óleos essenciais mais utilizados são de lavanda, hortelã-pimenta e eucalipto. A lavanda é apresentada como um óleo com um potente poder antimicrobiano e também funciona bem para acalmar a ansiedade e aliviar dores de cabeça relacionadas com o estresse. A hortelã-pimenta pode ser um ótimo óleo revitalizante quando você se sente cansado ou mentalmente esgotado, além de ser também um bom remédio para dor de cabeça. O óleo de eucalipto tem propriedades analgésicas e é considerado um grande purificador energético. Esses são apenas alguns poucos exemplos das muitas qualidades terapêuticas desses óleos.

Pedras e cristais

O uso de pedras e cristais são outra modalidade extremamente diversificada para tratar qualquer parte do sistema mente-corpo-alma. Como a aromaterapia, existem muitos livros e manuais detalhados sobre pedras, que explicam como usá-las para equilibrar o corpo, os pensamentos e os sentimentos.* O uso de pedras e cristais em pessoas com abundância do elemento Terra funciona muito bem, pois "semelhante atrai semelhante". As pedras, assim como o corpo físico, são densas. Os materiais da terra podem afetar facilmente as vibrações que ocorrem no nível físico.

As pedras podem ser usadas de várias maneiras diferentes. Para sentir as vibrações que emitem, às vezes basta estar no mesmo ambiente que elas, mas somos ainda mais sensíveis às suas vibrações quando seguramos a pedra na mão ou meditamos com ela. Cada pedra ou cristal tem uma vibração energética diferente, por isso faça uma pesquisa aprofundada sobre os atributos de cada uma delas antes de experimentar qualquer terapia com cristais. Além de colocar as pedras sobre o corpo físico, você pode carregá-las no bolso, para manter suas vibrações por perto, ou colocá-las num copo com água, para bebê-la depois. As pedras podem ser colocadas em qualquer parte do corpo, inclusive na região dos chakras, para estimular a circulação da energia. Algumas pedras absorvem a nossa energia, enquanto outras irradiam sua energia para nós.

Um dos cristais mais usados para a cura são os quartzos, que tem muitos atributos diferentes. Os cristais de quartzo são muito puros e tem uma vibração energética muito elevada. Eles podem carregar muitas frequências vibracionais dentro deles, o que faz dessas pedras ótimos instrumentos para diversos tipos de cura. Por exemplo, a energia de um mantra pode ser programada dentro

---

* Consulte a *Bíblia dos Cristais* (volumes I, II e III), publicada pela Editora Pensamento, para conhecer os vários atributos físicos e esotéricos de cada pedra. (N.E.)

de um cristal de quartzo, de modo que ele entre em sintonia com a energia do mantra e a irradie. O quartzo também pode "puxar" a negatividade do corpo, concentrando-a dentro dele, onde essa energia é purificada e transmutada em energia positiva. O cristal de quartzo também emite uma vibração energética elevada que ajuda a romper a energia tamásica, além de promover a lucidez e o bem-estar geral. Só o fato de se ter um cristal de quartzo em casa ou no seu local de trabalho já é suficiente para purificar a energia do ambiente.

A hematita é um exemplo de pedra que pode ser usada para ancorar ou aterrar energias sutis. Essa pedra pode ajudar pessoas muito aéreas e dadas a devaneios a se conectar com o aqui e agora. Muitas pedras e cristais, inclusive o cristal de quartzo, podem ser energeticamente purificados com água e luz solar. Existem algumas pedras que não se dão bem com a luz do sol e outras que dissolvem na água, por isso é importante pesquisar sobre a pedra primeiro. Existem pedras para todos os propósitos e muitas maneiras de usá-las para curar a mente, o corpo e a alma.

Plantas, ervas e temperos

Muitas plantas ou partes de plantas são conhecidas pelas suas propriedades terapêuticas. Uma pesquisa básica sobre fitoterapia ou o uso de especiarias na culinária pode lhe dar uma boa ideia de tudo que as plantas podem fazer por você. Antigamente, antes que as drogas sintéticas fossem criadas, químicos e herbologistas só usavam plantas para curar as doenças. As plantas têm energias que podem ser utilizadas para uma grande variedade de doenças. Algumas (como o cravo) matam os germes, algumas têm qualidades analgésicas e outras promovem o rejuvenescimento. Um exemplo comum de uma planta rejuvenescedora é a babosa.

Algumas plantas têm de ser cozidas e outras são usadas cruas, algumas devem ser usadas topicamente e outras, ingeridas. Tudo depende da planta e do seu uso específico. A babosa, por exemplo, pode tanto ser utilizada topicamente como ser ingerida para promover a cura. A cebola pode dissipar a energia tamásica. Crua, ela é muito potente quando ingerida (as cebolas roxas em saladas, por exemplo), mas a sua potência às vezes a torna indigesta ou pouco saborosa quando cozida. A cúrcuma é um exemplo de especiaria cuja potência aumenta quando cozida.

Cozinhar é frequentemente o modo mais prático de se conhecer os benefícios medicinais das plantas. As especiarias são muito utilizadas para prevenção e cura. A raiz do gengibre é um excelente exemplo de tempero multifuncional usado na cura. Ele alivia dores de estômago, ajuda na digestão e purifica o corpo. A cúrcuma é outra planta maravilhosa. A ciência está começando a mostrar todas as coisas incríveis que ela pode fazer por nós, mas ela é há séculos conhecida como um potente purificador, tanto interna quanto externamente. Pode ser usada para aliviar inchaços e inflamações e para dissipar a energia de raiva. Pode eliminar a negatividade do corpo e ajudar a clarear a aura. Pode ser usada sobre a pele para deixá-la mais macia e sem rachaduras, como também para diminuir o crescimento de pelos no rosto e para matar os germes. A cúrcuma vai deixar a sua pele amarela ou alaranjada, por isso é melhor que seja usada com moderação, ou com muito sabonete! Usá-la na cozinha é uma boa maneira de obter seus benefícios internos e reduzir inflamações no corpo. O coentro é muitas vezes usado internamente para desintoxicação. A canela é usada para aquecer o corpo, o que ajuda a prevenir e eliminar energia estagnada. O cardamomo faz o oposto; ele causa um resfriamento e pode ser usado para ajudar na digestão.

As plantas e ervas também são muitas vezes usadas em cerimônias espirituais para promover a cura. A sálvia branca, por exemplo, pode ser queimada como incenso para agir como purificador da energia dentro de casa ou num espaço confinado. A fumaça age como uma vassoura, que atrai a negatividade e varre-a para fora. Se você achar uma planta ou erva interessante, aprofunde seu estudo sobre ela. As plantas podem tratar tudo, desde desequilíbrios mentais até doenças físicas, o que faz delas um instrumento muito diversificado para a manutenção da saúde e a cura.

Em meio à natureza

Passar algum tempo em meio à natureza, entre montanhas, árvores e rios, respirando ar fresco e usufruindo da luz do Sol, é uma poderosa forma de rejuvenescer o corpo, aliviar o estresse e purificar as emoções. A natureza sempre nos ajuda a entrar em contato com nós mesmos. O nosso senso de identidade é sempre fortalecido quando passamos algum tempo em meio à natureza, ao contrário do que normalmente acontece na agitação do dia a dia, quando muitas vezes nos esquecemos da nossa verdadeira essência. Como a árvore não sabe ser outra coisa que não seja uma árvore, a pedra só sabe ser uma pedra e assim por diante, a natureza pode nos ensinar a voltar para a nossa essência mais verdadeira e não tentar ser algo que não somos. A natureza combina a força de todos os elementos ao mesmo tempo, deixando as pessoas expostas a todas as partes de sua própria composição elementar.

    A natureza é altamente benéfica para a saúde e a cura por mais dois motivos. Primeiro, o tempo que passamos em meio à natureza propicia uma limpeza natural em nossa energia sutil, ou aura. Segundo, o contato com a terra é um meio de ancorar ou aterrar a nossa energia (termos usados com frequência). O aterramento nos ajuda a nos conectar com nós mesmos e com a vida em geral. Assim como o fio elétrico precisa ser aterrado para descarregar o excesso de energia, a energia do corpo precisa ser aterrada pelo mesmo motivo. A energia sutil muito dispersa ou em excesso no corpo pode sobrecarregar o corpo sutil, causando dores e outros problemas físicos. Quando a nossa energia está aterrada da maneira apropriada, nós nos sentimos estáveis e cheios de energia e temos uma sensação de força e vitalidade, pois o aterramento equilibra o fluxo energético do nosso corpo, além de proporcionar um meio de eliminarmos a negatividade e o estresse, enviando-os diretamente para a terra. Como a terra é feita de material em decomposição e contém essências sutis de todos os outros elementos, ela tem a capacidade de absorver e neutralizar a energia, fragmentando-a em suas partes essenciais. Assim como o esterco é usado como fertilizante, você pode depositar seus "detritos" energéticos e sua energia negativa diretamente na terra, pois eles serão usados como alimento para as plantas e flores. Consulte a *Visualização para Aterrar a Energia* no Capítulo 6 e aprenda uma técnica para aterrar a sua energia.

Uma maneira simples de conectar-se com a natureza é passar algum tempo ao ar livre, no campo, ou andar descalço na terra. Sinta a água corrente de um rio nas mãos e nos pés. Procure entrar em contato com o ambiente à sua volta e conectar profundamente a sua energia com o coração da terra. A natureza beneficia o nosso ser nos níveis físico, emocional, psicológico, espiritual e sutil. Não existe um único aspecto da vida que não melhore quando passamos algum tempo em meio à natureza!

O sal na saúde e na cura

O sal é um grande purificador. Ele absorve água e, portanto, absorve também todas as vibrações contidas na água. Retirado da água, o sal purifica qualquer espaço em que está. Também podemos usar o sal para esfoliar e rejuvenescer a nossa pele. Recomenda-se um banho de sal grosso para absorver a dor, a negatividade e o estresse do corpo. O sal limpa e purifica o corpo e é um elemento essencial na bioquímica do nosso organismo. No entanto, quando consumido em excesso, pode elevar os níveis de sódio e ser tóxico para o corpo, por isso use-o com moderação.

Do ponto de vista espiritual, o sal pode ser utilizado para estabelecer limites energéticos e manter a negatividade ou as vibrações positivas dentro deles. Também pode ser usado para remover vibrações negativas de uma casa ou um escritório. Um pulverizador comum pode ser usado para espargir água salgada na abertura das portas e assim manter as vibrações negativas do lado de fora de casa. As vibrações negativas ficam presas no sal e não conseguem se misturar com a energia no corpo. Você pode comprovar isso passando algum tempo na praia. A água salgada do mar purifica a mente, o corpo e o espírito. O sal puxa a negatividade e a água a leva embora.

Como o sal atrai a negatividade, ele também pode ser usado de maneira destrutiva. Se é espalhado na terra, por exemplo, as plantas não crescem mais nesse lugar. O sal também mata a grama, se aplicada em excesso. Eliminar a negatividade é uma coisa boa, mas o excesso de energia destrutiva também pode destruir o que é bom e benéfico para a vida.

Modalidades de cura associadas ao Elemento Água

Mais de 70 por cento do corpo físico é composto do elemento Água. Todos os fluidos do corpo humano podem ser considerados parte do elemento Água. E eles têm dois papéis vitais na vida: transportar nutrientes para todas as partes do organismo e remover os resíduos. A natureza fluida da água permite a mudança, e a mudança é um ingrediente necessário para o bem-estar. O corpo está sempre ativo: o coração sempre bate e os órgãos sempre funcionam. Para o corpo, a estagnação é um inimigo. Manter as coisas em movimento é a chave para a saúde, e a água é um fator primordial para manter os sistemas do corpo equilibrados.

A água desempenha um papel vital para o bem-estar em todas as formas de cura vibracional. Os fluidos encontrados no corpo são um poderoso recipiente para a energia sutil. O elemento Água carrega vibrações de cura para todo o corpo. A água é mutável por natureza e, como tal, pode ser magnetizada com diferentes vibrações positivas. Existem técnicas para magnetizar a água com as vibrações de pedras, metais, mantras, prana e outras forças energéticas sutis que serão descritas mais adiante.

O elemento Água está ligado ao segundo chakra, que é considerado a "morada do eu". Isso torna o segundo chakra e o elemento Água muito importantes para compreendermos e cultivarmos quem somos na nossa essência. Quando o elemento Água transporta vibrações positivas pelo corpo, fica mais fácil manter a saúde em geral. Quando o elemento Água está cheio de vibrações negativas, que podem incluir os pensamentos e as crenças nocivas que cultivamos, é exatamente essa a vibração que circula pelo nosso corpo todo, afetando-o até no nível celular. E o corpo sempre responde à energia que ele contém.

As modalidades de cura associadas ao elemento Água podem ajudar a desbloquear as energias estagnadas, fazendo-as fluir livremente. Como a Água está ligada às emoções e aos sentimentos, as modalidades do elemento Água muitas vezes atuam no nível emocional e promovem o bem-estar geral. Como as emoções são muito inconstantes, precisamos abordar as modalidades associadas à Água com compaixão por nós mesmos, pois elas podem desobstruir rapidamente energias estagnadas e causar uma enxurrada de emoções reprimidas. Sentimentos que estão presos no corpo não podem ser expressos até que a nossa energia comece a circular, por isso, quando essa energia é desobstruída e começa a fluir, muitos sentimentos negativos podem vir à superfície e ser vivenciados antes de ser eliminados. Se a energia continuar fluindo livremente, as emoções que estavam presas na energia estagnada se dissipam. As modalidades associadas ao elemento Água podem funcionar de várias formas diferentes: elas podem agir diretamente sobre as emoções ou magnetizar a água com determinados atributos para ajudar a eliminar a energia estagnada num nível sutil. Vejamos algumas técnicas que atuam diretamente na água.

Energização do elemento Água com vibrações de energia sutil

A água pode ser energizada com praticamente qualquer tipo de vibração, o que faz dela um condutor dinâmico para levar diferentes energias sutis para o corpo. Um dos exemplos mais conhecidos dessa característica do elemento Água são as essências florais. As qualidades das flores podem ser transferidas, por meio de suas vibrações, para um líquido. Apesar de nenhuma parte física da flor permanecer na essência floral, a Água conserva a sua energia sutil e, como tal, os atributos da própria flor. Esse mesmo conceito é usado na Ayurveda e em outras práticas holísticas em que não é possível ou prático consumir a substância em si. Por exemplo, a água pode ser magnetizada com as vibrações de diferentes pedras preciosas, cristais ou metais. Quando usamos uma pedra em forma de joia ou a seguramos na mão, as vibrações dessa pedra afetam o nosso organismo. Quando a água é infundida com a energia de um vegetal ou mineral e, em seguida, consumida, essas vibrações pode penetrar mais profundamente no corpo e ajudar a equilibrá-lo de dentro para fora.

A energia sutil usada dessa maneira em geral altera o nosso estado mental ou emocional, mas seu uso constante, e da maneira apropriada, também pode afetar o nosso corpo físico. A água também pode ser magnetizada com a luz do Sol ou da Lua para adquirir qualidades diferentes. Você pode adicionar um mantra ou uma afirmação à água, entoando o mantra, segurando o copo com água ou tocando a água diretamente ao entoá-lo. O uso do mantra será explicado com mais detalhes quando tratarmos do elemento Éter, mas já adianto que o combinar com a água pode fazer com que o mantra aja mais rapidamente no nível físico. Ao combinar uma energia sutil com um material tangível, tal como a água, o corpo físico assimila essa energia com mais rapidez. Como o corpo tende a ser afetado pelos seus semelhantes e tem uma elevada percentagem do elemento Terra e do elemento Água, as modalidades associadas ao elemento Água atuam sobre o corpo mais rapidamente do que as modalidades mais sutis, associadas aos elementos Fogo, Ar e Éter. Claro que, muitas vezes, males que achamos que são físicos provêm de desequilíbrios em outras áreas, mas quando algo afeta diretamente o corpo físico, tal como uma lesão ou um problema visível, as modalidades associadas à Água podem corrigir o problema mais rapidamente, porque essas modalidades são mais de natureza física, assim como o nosso próprio corpo.

Faça uma pesquisa para encontrar a melhor maneira de se beneficiar das modalidades relacionadas com o elemento Água. Se quiser usar essências de flores ou ervas, é melhor obtê-las de alguém versado nessa arte, em vez de tentar fazer essas essências sozinho. A água imantada com mantras ou com as vibrações de pedras pode ser feita em casa com mais facilidade, mas ainda requer algum conhecimento sobre o tema. Por exemplo, para infundir a água com os atributos das pedras usa-se um método diferente daquele usado para infundi-la com as vibrações dos metais. Se você quiser aprender mais sobre isso, aprofunde seus conhecimentos sobre o tema ou peça a ajuda de um profissional qualificado.

O bochecho com azeite, óleo de gergelim e outros óleos

O óleo de gergelim é conhecido tanto pelas suas grandes propriedades terapêuticas quanto pelo seu uso na culinária, em massagens e em outras aplicações. Ele é diferente dos outros óleos porque supostamente tem o poder de dissipar a negatividade da mente, do corpo e das emoções. Devido a essa característica, é usado como óleo carreador ou combinado com outros óleos, em muitos óleos de massagem orientais. Quando aplicado no corpo, ele absorve a negatividade e a neutraliza. Ele também alivia dores musculares e serve como óleo carreador, óleo no qual se pode adicionar outras ervas para massagem.

Uma das aplicações mais esotéricas do óleo de gergelim é a sua utilização para fazer bochechos. A prática do bochecho com óleos é discutida na Ayurveda, assim como os grandes benefícios do óleo de gergelim e de muitos outros óleos, mas o bochecho com óleos ainda não é difundido nem discutido com frequência entre os praticantes da Ayurveda. Para o bochecho com óleos, coloque uma colher de chá ou de sopa de óleo de gergelim não refinado na boca e bocheche, então deixe que o óleo lubrifique os dentes e as gengivas por vinte a trinta minutos pela manhã, antes de comer ou beber. Então cuspa e enxague a boca abundantemente com bochechos. É importante não engolir o óleo, uma vez que ele contém toxinas que foram eliminadas do corpo e aderiram a ele. O óleo de gergelim absorve as bactérias de todo o corpo pela boca.

Não sei muito bem como ele age, mas os seus efeitos são inegáveis. A razão de seus benefícios não foi muito estudada ainda, mas, segundo uma teoria, eles podem advir do fato de a língua estar ligada a todos os sistemas do corpo (assim como na acupuntura, em que os pés ou as mãos são como mapas de diferentes sistemas do corpo, a língua também o é). A prática constante do bochecho com óleos no Ayurveda é capaz até mesmo de combater doenças crônicas não tratáveis. O bochecho age sobre a mente, o corpo e o nível emocional, restaurando o equilíbrio e eliminando a negatividade. Também ajuda a branquear os dentes naturalmente e aos poucos fortalece os dentes e as gengivas. Outros óleos, incluindo de girassol, coco e amêndoas, têm sido usados em bochechos, mas o de gergelim continua a ser a melhor opção devido à sua capacidade de eliminar a negatividade de maneira rápida e eficaz. O óleo de gergelim ainda tem a capacidade de ajudar a remineralizar os dentes e a reverter pequenas cáries.

O óleo de mamona é outro óleo eficaz para se usar na massagem, como óleo carreador para outras ervas ou por si só. Esse óleo tem a capacidade de aquecer o corpo e, por causa do seu baixo peso molecular, penetra facilmente nos poros e tem um efeito positivo sobre os tecidos mais profundos do corpo. Como aquece a pele, o óleo de rícino também libera a energia estagnada do corpo. Tudo o que aquece na natureza irradia uma energia dinâmica que pode ajudar no fluxo da energia estagnada. Outros óleos que também podem ser usados especificamente em massagens serão apresentados quando discutirmos as modalidades associadas ao elemento Ar.

Água salgada

O sal já foi mencionado na seção sobre as modalidades associadas ao elemento Terra. Quando combinado com a água, ele pode ser usado para puxar a negatividade e a energia estagnada para fora do corpo. Um bom banho com sais de banho comprova como o sal é eficaz para relaxar o corpo físico. Lavar a boca ou fazer gargarejo com água salgada é também um meio eficaz de limpar a boca. Se quiser adotar uma abordagem natural, passe um dia na praia e tome um banho de mar. Só o fato de estar em contato com o ar salgado já purificará a sua mente e suas emoções. O contato direto com a água puxa a energia estagnada para fora do corpo. Pense no estado de espírito das pessoas que vivem na praia. Elas são despreocupadas e não acumulam tensões. Talvez isso seja um efeito da água salgada, da luz do sol, que é também purificadora, e do contato direto com a natureza. Experimente também e você constatará esses efeitos rejuvenescedores.

A água salgada também pode ser usada em casa como purificador. Borrife-a no rodapé das paredes para ajudar a manter a negatividade fora de casa. Se borrifá-la no ar periodicamente, ela dissipará a energia negativa acumulada no ambiente, sem que seja preciso o uso de incenso ou defumação, que podem ser prejudiciais para as pessoas com asma ou outros problemas respiratórios.

Modalidades de cura associadas ao elemento Fogo

Como já vimos ao descrever o elemento Fogo, esse elemento está conectado com a concentração, a força de vontade e o empoderamento. Ele tem a capacidade de aquecer e mover energias bloqueadas ou estagnadas. Do ponto de vista mental e emocional, pode eliminar a negatividade, queimando tudo que estiver impedindo a realização do nosso mais elevado potencial. O Fogo limpa e elimina a energia velha e estagnada, abrindo espaço para um novo crescimento, novos pensamentos e novas emoções. Só o fato de saber que as coisas evoluem e mudam já nos ajuda a ter mais confiança na vida. É reconfortante saber que podemos alimentar a chama daquilo que nos faz bem e queimar tudo que não nos beneficia. O Fogo também está ligado com o sentido da visão, que também tem uma ligação sutil com o foco e a percepção.

Quando trabalhar com o elemento Fogo, é importante entender a conexão entre o Fogo e a raiva. A raiva é uma manifestação desse elemento. Embora essa não seja a única manifestação do elemento Fogo em termos emocionais, ela é a mais destrutiva. A raiva, do ponto de vista energético, é puro fogo e, como tal, extremamente destrutiva. Além de ser ígnea, a raiva também é dirigida àquilo que a provocou, o que faz com que seu poder de destruição tenha um alvo certo. Quando uma pessoa tem muito Fogo dentro dela e não confere a essa energia uma expressão positiva, ela pode assumir a forma de raiva.

Nunca mescle o elemento Fogo com as modalidades de cura com base na Água, caso não tenha sido muito bem treinado numa modalidade que combine os dois elementos. Um exemplo disso seria usar ao mesmo tempo modalidades que promovem uma profunda limpeza emocional (como certas práticas do yoga ou pranayama) combinadas com técnicas que aumentam a concentração (como a visualização ou a contemplação do fogo). As emoções precisam ser liberadas com suavidade, em vez de acumuladas a ponto de o Fogo inflamá-las e causar rompantes. No que diz respeito aos elementos básicos, a Água apaga o Fogo ou o Fogo faz ferver a Água. A combinação dos dois não funciona bem. Se muita energia ígnea incendiar suas emoções, ela causará tumulto emocional, raiva e negatividade. Emoções demais quase sempre prejudicam a nossa concentração e a nossa força de vontade. O Fogo nas emoções pode causar danos dos quais podemos nos arrepender.

Vamos agora examinar modalidades relacionadas ao elemento Fogo e como elas podem aumentar nossa clareza mental e nossa confiança na vida.

Cromoterapia

A cor está ligada ao elemento Fogo, por meio do sentido da visão. Trabalhar com cores pode ser uma maneira muito positiva de depurar as emoções, causando uma mudança interior. Todas as cores têm um significado tradicional e um significado particular para cada pessoa. O que é mais fascinante nas cores é que as vemos em todos os lugares: na comida, nas roupas, na arte, na natureza e muito mais.

Tomemos a cor laranja como exemplo. O laranja e os tons de pêssego podem incutir um senso de criatividade e vitalidade à vida. Podemos lançar mão disso de muitas maneiras diferentes, seguindo nossas próprias inclinações. Pintar uma sala com um tom claro de pêssego é uma maneira maravilhosa de estimular nossa criatividade e nossos talentos artísticos. Se comermos alimentos de cor laranja, poderemos obter alguns desses mesmos efeitos. Pêssegos, laranjas, cenouras, pimentas e outros alimentos alaranjados nutrem as nossas energias criativas. Até mesmo pendurar quadros na parede com tons predominantemente laranja pode estimular essa energia dentro de nós. Na culinária, encontramos a cor laranja no açafrão, que é conhecido por ser uma especiaria muito purificadora.

Trabalhar com tons de azul pode causar um efeito calmante e refrescante sobre o corpo. Lençóis azuis podem invocar uma sensação de relaxamento e propiciar um sono mais repousante. Paredes num tom azul claro tornam a atmosfera do quarto mais relaxante e reparadora. O mirtilo, uma frutinha de cor azul, tem muitas propriedades antioxidantes que auxiliam o organismo na limpeza e na purificação.

Tons de verde podem ser usados para estimular o nosso crescimento interior e renovar o nosso senso de abundância e prosperidade. Nós os encontramos em profusão ao fazermos uma caminhada em meio à natureza. Também os encontramos na cozinha, nas folhas verdes das verduras, nos temperos e muito mais. O alecrim, a salsinha, as algas e o orégano têm, todos eles, uma gama de tons verdes e todos fornecem uma injeção de energia e nutrição. *Consulte a Técnica para um Novo Crescimento e uma Mudança Positiva no Capítulo 6.*

Se você tem dons artísticos, trabalhe com as cores pelas quais se sente mais atraído. Contemple o significado delas em sua vida. As cores vão ajudá-lo a invocar diferentes aspectos da energia sutil em sua vida e ensiná-lo a trabalhar com diferentes tipos de energia. Assim como os sons têm diferentes frequências vibracionais, as cores também têm. Descubra o que funciona para você e procure compreender com mais profundidade o significado das cores em sua vida.

Exercícios de visualização

A energia sutil segue para onde você dirige a sua atenção. Aquilo que está nos seus pensamentos ou sentimentos é amplificado na sua vida, pois é onde você coloca o seu foco. Mesmo quando pensa em algo que você não quer, a sua energia segue justamente nessa direção, porque os pensamentos são uma forma de energia. Em vez de se concentrar naquilo que não é útil, que lhe causa medo ou sofrimento, aprenda a se concentrar nas coisas que você de fato quer na sua vida. Ou seja, aprenda a adicionar combustível energético ao que é bom e subtraí-lo do que é negativo.

Como os pensamentos conferem muito mais energia aos problemas e às soluções do que as pessoas imaginam, aprender a ter controle sobre onde a mente concentra sua atenção é uma parte importante da cura e do equilíbrio global. Quando você aprende a concentrar sua energia numa determinada direção ou pensamento, esse pensamento causa um impulso. Ao concentrar-se numa prática de cura, a energia prânica, mais sutil, é direcionada para a área que precisa ser curada. A meditação e a visualização são as duas extremidades do mesmo espectro. A meditação consiste em esvaziar a mente e a consciência de tudo, enquanto a visualização consiste em se concentrar, como um foco semelhante ao laser, numa coisa em particular. Uma vai fortalecer a outra, porque elas são manifestações opostas da mesma energia. Para esvaziar completamente a mente, é preciso um tipo de foco intenso e, para se concentrar em algo intensamente, é preciso esvaziar a mente de todo o resto.

O foco intenso está relacionado ao elemento Fogo, pois é ele que dirige a energia para longe daquilo que normalmente recebia o foco e a intenção. Além disso, a intensidade com que algo está sendo focado cria uma espécie de atrito sutil, que provoca um aquecimento. Se essa fricção tiver uma certa intensidade, ela causa faíscas e essas faíscas incendeiam e queimam as coisas que são deixadas de lado. Aquilo que está ultrapassado ou decadente tende a ser queimado com mais eficiência do que aquilo que contêm muita água (emoção) ou força vital. Quando você tira a sua energia do que é velho, o antigo paradigma começa a enfraquecer, provocando o combustível perfeito para o fogo interior.

A prática de exercícios de visualização faz com que a energia sutil possa ser direcionada para a criação de novos pensamentos e sentimentos. Como está associada ao elemento Fogo, a visualização também está ligada ao sexto chakra, o Ajna. É o chakra Ajna que ajuda no processo de criação do novo, para substituir o velho, que foi queimado pelo aspecto ígneo do foco. *Consulte os vários exercícios de visualização do Capítulo 6.*

Prática tratakum

Tratakum é uma prática de concentração usada para conectar você com algo da sua escolha. O tipo mais comum de exercício tratakum é fitar o próprio fogo. Ele pode ser considerado uma técnica de meditação, mas sua ênfase específica é na concentração, não no vazio. Esse exercício consiste em fitar a chama de uma vela, que é sempre tremeluzente mesmo num cômodo sem correntes de ar.

Essa característica da chama propicia alguns *insights* sobre a natureza da própria mente. Aprendendo a se concentrar na chama de uma vela, apesar do seu constante movimento, você passa a ter mais facilidade para focar a atenção em outras coisas, apesar da natureza da própria vida, que também está em constante movimento. O Fogo ajuda no entendimento de que o foco não requer rigidez, mas sim a capacidade de concentrar a intenção em alguma coisa, permitindo que o movimento e a mudança aconteçam. Na minha opinião, essa é uma lição extremamente importante não só para os agentes de cura, mas para todas as pessoas. A própria cura diz respeito à mudança, ao movimento e à intensidade do foco.

O uso do elemento Fogo numa prática tratakum também ajuda a fortalecer o fogo contido no interior do corpo. O fogo externo é apenas uma ferramenta para cultivar esse atributo interiormente. O aumento do fogo interno pode ajudar na digestão, acelerar o metabolismo e eliminar a energia estagnada. Na mente, o Fogo destrói pensamentos negativos e promove a clareza. Nas emoções, o Fogo purifica os sentimentos e elimina a negatividade, mas em excesso esse elemento afeta as emoções de forma negativa, pois as emoções têm uma natureza mais semelhante à Água. Se quer usar o elemento Fogo para purificar as emoções, é melhor que ele seja filtrado através da mente e não direcionado diretamente para as emoções. Pense nas maneiras pelas quais o fogo e a água interagem no nível físico: se o fogo for mais forte do que a água, ele ferverá a água; e o mesmo acontecerá num acalorado debate com alguém. Água demais apaga o fogo. Certifique-se de usar esses dois elementos com equilíbrio, pois eles são opostos e, quando usados em conjunto, podem causar mais danos do que benefícios. O exercício tratakum também não serve para desencadear emoções, pois ele age mais no nível da consciência e da percepção do que no nível físico ou emocional.

Cerimônias do fogo sagrado

Nas tradições espirituais orientais, o uso do elemento Fogo no ritual e no culto, para invocar os atributos do fogo interior, é uma prática comum. As mesmas qualidades cultivadas com o exercício tratakum do Fogo podem ser cultivadas por meio de uma cerimônia do fogo sagrado, embora os efeitos de uma cerimônia do fogo sejam mais abrangentes do que os obtidos no exercício tratakum. Essa cerimônia normalmente inclui o uso de mantras e oferendas a um fogo sagrado, para obter um resultado desejado. Como tal, trata-se de uma modalidade combinada, que funciona em vários níveis do sistema mente, corpo e alma.

Para uma pessoa espiritualista, a cerimônia do fogo pode ser extremamente benéfica, pois trabalha diretamente com a crença e a fé, como uma forma de invocar positividade por meio do elemento Fogo. Invocar a espiritualidade ou a consciência de Deus por meio do elemento Água ajuda a fazê-la fluir livremente através do corpo. Invocar a consciência de Deus por meio do elemento Fogo ajuda a aumentar o foco e a clareza e a destruir tudo que não leva a pessoa em direção a seu dharma ou a seu propósito na vida.

As cerimônias do fogo podem ser usadas para gerar uma grande quantidade de energia muito rapidamente; e, com a capacidade de concentrar essa energia, coisas novas também podem ser criadas e estabelecidas rapidamente. No hinduísmo e em outras tradições espirituais indianas, praticam-se tipos específicos de cerimônia do fogo chamados *homa*, *homam*, *havan* e *agni hotra*. Com o componente da fé, que elimina a dúvida, os resultados de uma cerimônia de fogo podem acontecer ainda mais depressa, pois haverá menos bloqueios na mente. As cerimônias do fogo são um excelente exemplo da interação entre ciência e espiritualidade praticada nas culturas mais antigas. O *agni hotra* trabalha diretamente com a energia do elemento Fogo, enquanto *homa* ou *havan* mescla esse elemento com uma oração específica a Deus, para obter um resultado desejado, como prosperidade, abundância ou a remoção de obstáculos na vida.

Contemplação do Sol e energia solar

Contemplar o Sol é um tema controverso e também uma prática que só deve ser feita sob a orientação de um professor qualificado ou guru. O Sol é, basicamente, uma grande bola de fogo, mas contém dentro dela todos os espectros de energia existentes. Em circunstâncias normais, fitar o Sol pode causar danos nos olhos e levar à cegueira. Em condições apropriadas, no entanto, a contemplação desse astro pode ser parte de uma prática espiritual para aumentar o prana ou a energia sutil no corpo, eliminar a negatividade da mente e promover a cura do corpo físico. São conhecidas as histórias de grandes santos que sobreviviam apenas do prana do Sol, sem nunca consumir alimentos... apenas água.

Na aplicação mais comum, a contemplação do Sol reduz a necessidade de alimentos, dando à pessoa mais energia e foco na vida.

A energia ígnea e o aumento do prana em geral afetam a densidade da energia tamásica, deixando a pessoa mais leve, mais lúcida e mais dinâmica. O Sol não é exceção. Como esse astro contém dentro dele todas as energias, a energia solar pode ser usada para restaurar o equilíbrio em todas as partes da mente, do corpo e da alma. Um mero banho de sol diário já ajuda a gerar uma energia pura e positiva. *Consulte a Técnica para Cultivar a Atenção Plena, no Capítulo 6, para conhecer uma maneira de trabalhar com a energia do Sol.*

Modalidades de cura associadas ao elemento Ar

As modalidades de cura relacionadas ao elemento Ar ajudam a cultivar a leveza e usam a respiração e o sentido do tato. O tato é o sentido físico associado a esse elemento. Exercícios que aumentam a capacidade prânica do corpo muitas vezes lançam mão do elemento Ar. O prana é um combustível para a cura, por isso essa energia tem que ser cultivada antes que possa ser concentrada e depois espalhada pelo corpo. *Consulte Visualização para se Abastecer de Energia Sutil, no Capítulo 6.* Quanto maior a nossa capacidade de cultivar prana, mais facilmente a cura acontece, tanto de forma espontânea quanto por meio do foco direcionado. As modalidades associadas ao elemento Ar podem intensificar o modo como nos relacionamos com o sentido do tato e melhorar a nossa capacidade de dirigir o fluxo de energia sutil para diferentes partes do corpo. A capacidade de perceber sensações é uma parte intrínseca do trabalho com a energia sutil. No nível emocional, o tato nos mostra que não estamos sozinhos e pode nos ajudar a cultivar um sentimento de inclusão e aceitação, ambos necessários para nos sentirmos bem e mantermos nossa energia circulando pelo corpo.

Pranayama

O termo pranayama refere-se a exercícios de respiração utilizados para cultivar e aumentar o prana no corpo. O prana vem principalmente dos alimentos, da água, do ar, da meditação e do Sol. O pranayama é usado para intensificar o prana por meio da respiração e dirigir esse prana para diferentes partes do corpo e da mente. Parte do exercício de pranayama consiste em prolongar e aprofundar a respiração, pois muitas pessoas respiram muito superficialmente, sem absorver prana suficiente do ar, o que significa que a força vital tem que vir de outras fontes, tais como alimentos e água. Uma maneira rápida de avaliar se esse é o seu caso é contar o tempo da sua respiração, contando a inspiração e a expiração como um ciclo de respiração. Uma pessoa saudável tem, em média, quinze ciclos de respiração por minuto. A necessidade de ter mais de quinze respirações por minuto é um sinal de que a respiração pode não estar levando prana suficiente para dentro do corpo. Menos de quinze respirações por minuto é uma taxa excelente e mostra que o corpo está utilizando o prana que vem por meio da respiração de forma eficaz.

Durante a meditação, a respiração fica mais lenta. Durante o pranayama, a mente fica mais lenta e silenciosa. As duas estão profundamente interligadas; quando você aprende a prolongar e aprofundar a respiração, isso o ajuda a cultivar uma prática de meditação eficaz. Depois de aprender a aprofundar a respiração, outros tipos de pranayama podem ser aprendidos para causar efeitos específicos, tais como o aquecimento ou o arrefecimento do corpo. Existem práticas que podem fortalecer o Fogo dentro de nós e exercícios que podem ter um efeito refrigerador e nutritivo. Outros exercícios concentram-se na retenção do ar ou no uso do prana para transformar energias estagnadas dentro do corpo. Depois de cronometrar o número de respirações por minuto, tente prolongar a respiração, para reduzir o número de ciclos por minuto. Você vai ficar surpreso ao ver quantos benefícios isso pode trazer, desde aquietar a mente até acalmar as emoções e aumentar a energia como um todo.

Enquanto estiver respirando, verifique que parte do corpo está se movendo: os ombros, o peito ou o abdômen? Se os ombros estiverem se movendo, veja se consegue respirar mais fundo, estufando o peito, sem mexer os ombros. Depois tente levar o ar mais para baixo, no corpo, e perceber se isso muda a sua postura. Todas essas coisas estão interligadas; a respiração guarda muitos segredos sobre como nos relacionamos com o nosso próprio corpo e a confiança com que nos expressamos. A falta de prana gera medo na psique — basta respirar mais fundo para que o medo diminua. O medo só acontece por causa da ausência de prana. Algo assustador acontece e tira o nosso fôlego. Vença o sentimento de medo levando a respiração, o prana e a leveza associados a ele para a mente, o corpo e as emoções.

Como se vê nas técnicas de respiração associadas ao parto, o aumento do foco e do controle da respiração também pode reduzir a dor. Mas será que a redução da dor resulta da concentração na respiração, não na dor, ou no aumento do prana que a respiração provoca no corpo? Talvez resulte de ambas as coisas. A respiração, tal como o fluxo da água ou o tremular de uma vela, nos lembra que a vida é dinâmica e mutável por natureza. Qualquer coisa que leve energia em movimento para a mente e o corpo terá um efeito sobre os pensamentos, as emoções e o bem-estar geral. *Para a parte prática, ver os exercícios do Capítulo 6: Técnica Pranayama para Gerar Energia e Técnica Pranayama para Dissipar a Energia Negativa.*

Massagem

A massagem terapêutica é ótima para relaxar, aumentar a circulação e despertar sentimentos positivos. A massagem também integra o uso de óleos, aromaterapia, ervas, calor e às vezes até mesmo pedras. É uma combinação poderosa que trabalha com várias modalidades de cura ao mesmo tempo. O sentido do tato é uma maneira que nós, seres humanos, temos de nos conectar com outras pessoas. O toque relaxa o corpo e a mente, diminuindo o medo e promovendo o rejuvenescimento. Lembra-nos de que não estamos sozinhos. Sentir-se sozinho pode causar um impacto negativo sobre o bem-estar, ao passo que se sentir amado e apoiado pode causar um impacto muito positivo sobre a nossa capacidade inata de cura.

Agindo diretamente sobre os músculos, a massagem alivia as constrições num nível físico. Quando as constrições físicas são eliminadas, a energia sutil flui. A massagem também tem um impacto positivo sobre o sistema linfático, ajudando a remover as toxinas do corpo. Quando a técnica correta e os tipos corretos de óleo são utilizados, a massagem pode ter um impacto muito positivo sobre o bem-estar em geral. Como a constituição do corpo muda de pessoa para pessoa e cada um de nós se relaciona com o toque de maneira um pouco diferente, é importante encontrar um tipo de massagem que funcione bem para você e encontrar um massagista com quem você se sinta confortável. Algumas pessoas vão responder melhor às sensações provocadas pela massagem relaxante, enquanto outras podem preferir uma massagem mais intensa e vigorosa, que atinja áreas mais profundas. Descobrir o tipo de massagem de que você gosta, ou se não gosta de massagem, é algo que dará pistas sobre a sua própria constituição e seu caráter.

Reiki e cura com energia sutil

O Reiki é um tipo específico de cura com energia sutil, que se baseia na transferência de energia sutil de uma pessoa para outra. Muitas vezes isso é feito por meio do toque, embora também possa ser feito sem que o corpo da outra pessoa seja tocado. Com foco e intenção suficientes, ele pode ser praticado até mesmo a distância. O Reiki e outros tipos de cura com energia sutil normalmente são ministrados por meio das mãos diretamente no corpo da outra pessoa. As mãos podem ser colocadas sobre o corpo ou a uma pequena distância dele. Mesmo que o toque não ocorra efetivamente, a sensação é de que o corpo está sendo tocado. Se alguém aproxima a mão de parte do seu corpo, você pode sentir o calor emanando dela. Essa forma de transferência prânica direta estabelece uma ligação muito pessoal entre a pessoa que dá e a pessoa que recebe energia. E pode servir como um lembrete de que, na vida, tanto saber dar quanto saber receber são importantes para cultivarmos o equilíbrio. Afinal, para que alguém possa dar, outra pessoa tem que estar disposta a receber.

Trabalhar com a energia de outra pessoa pode nos ajudar a perceber energias que não conseguimos ver diretamente em nós ou sentir por conta própria. A outra pessoa não está condicionada às nossas reações ou percepções da vida e muitas vezes pode ver e sentir coisas que nós mesmos não podemos. Ter essa assistência na percepção de nós mesmos pode nos ajudar a fazer contato com áreas da nossa mente ou do nosso corpo que de outro modo nos passariam despercebidos.

O Reiki e outras formas de cura energética também podem ser aplicados em nós mesmos, o que é uma vantagem se não houver nenhum praticante disponível ou se quisermos trabalhar diariamente com essa modalidade de cura. Outro benefício do Reiki é que sua energia não precisa ser dirigida para uma parte específica do corpo. Ele tem uma inteligência inerente que faz com que a energia sutil se dirija para os locais da mente e do corpo que precisam ser equilibrados. O Reiki é um excelente instrumento para se aprender a utilizar e sentir a energia sutil. Nós todos percebemos a energia de forma diferente; descobrir como nós mesmos a sentimos vai nos ajudar a cultivá-la e dirigi-la com intenção por todo o nosso corpo. Por exemplo, alguns profissionais sentem uma lesão ou uma doença como um ponto quente, enquanto outros vão senti-la como um ponto frio e estagnado. Não existe uma abordagem certa ou errada; é só uma questão de descobrir o modo como percebemos a energia e os estados de desequilíbrio. O Reiki é um método fácil e pouco dispendioso. Se você quiser aprender como aplicar o Reiki, encontre um professor que conheça essa arte e peça uma aula de um dia ou de um fim de semana para começar. Ou simplesmente procure um praticante treinado nessa modalidade de cura e experimente fazer uma sessão.

Modalidades de cura associadas ao elemento Éter

O elemento Éter é o que nos liga às frequências sonoras e à fonte de todas as vibrações. É também conhecido como Espaço e é um componente de todos os outros elementos. Todos os cinco elementos contêm a vibração e a essência sutil do Éter, o que torna as modalidades associadas com o som uma poderosa ferramenta para trabalharmos todos os níveis da mente, do corpo e da alma. A associação desse elemento com o espaço também faz dele um ótimo instrumento para desobstruir a mente, ampliar os horizontes e expandir a percepção.

As conexões do Éter com o som e o espaço são muito importantes na cura. Como o som não tem densidade como os outros elementos (ele é só uma corrente vibratória), ele pode penetrar até mesmo na matéria sólida (pense na terra), eliminando energias estagnadas e restabelecendo o fluxo saudável da vida.

Com relação ao controle da dor, quando aumentamos a quantidade de espaço em algo diminuímos a sua constrição. A dor é resultado de uma constrição e sua consequente estagnação. Quando a estagnação é eliminada e o espaço, ampliado, a dor desaparece. Procure refletir sobre esse conceito e sobre o elemento Éter para saber como você pode usar esse elemento em sua vida para provocar mudanças positivas. Agora vamos examinar algumas modalidades que trabalham diretamente com o elemento Éter.

Mantras: sílabas seminais da criação

O mantra é uma poderosa forma de mudar a nossa estrutura energética sutil. Quando a nossa energia sutil muda, todo o resto também é alterado para refletir esse novo estado de ser. Na raiz da nossa essência está a alma e a Divindade. O modo como esse estado interior do ser consciente se mostra ao mundo depende apenas do tipo de vibração que uma pessoa escolhe irradiar. Cada pensamento, cada sentimento e cada som da existência têm a sua própria vibração. O uso do mantra e, em particular, do mantra contendo bijas, ou sons seminais, pode transformar profundamente as vibrações de uma pessoa.

Existem muitos bijas, mas o mais comum e conhecido é o "Om". Há milhares de mantras neste mundo, sendo a maioria deles uma combinação de diferentes bijas que atuam em conjunto para causar um efeito específico. Os bijas tem um grande poder para causar mudanças. Às vezes, um único mantra bija é usado na meditação como ponto focal, para ajudar a silenciar a mente. Um único bija também pode ser usado para sintonizar a mente e a consciência com uma vibração específica, incluindo a vibração do dharma de uma pessoa. Os bijas também podem ser mapeados para o corpo físico e utilizados como uma forma de terapia com mantras, para eliminar energias sutis estagnadas na mente e no corpo.

O fato de entoar um mantra não significa que a sua vibração irá mudar imediatamente. O que o bija representa tem de ser aceito interiormente e se tornar uma parte dos seus sentimentos, para que essa vibração se integre a todos os aspectos da vida. Se uma pessoa entoar o bija para cultivar a prosperidade interior, ela tem que realmente querer ser próspera *para que* todo o impacto do mantra se expresse em sua vida. Com o tempo, a vibração do bija penetra na pessoa e causa uma mudança profunda, ultrapassando obstáculos e vencendo a descrença ou a falta de disposição. É por isso que é preciso ter muito cuidado com pensamentos, palavras e ações. Pois com o tempo eles mudam o nosso caráter, tornando-se um hábito, para o bem ou para o mal. A mudança pode de fato ocorrer se estivermos realmente prontos para aceitá-la em nossa vida, mas ela só acontecerá com o tempo e a prática constante.

Um outro bija benéfico que todos podemos entoar, além do Om, é o "Srim". Trata-se de um mantra ligado ao coração espiritual, à sede da alma, ao dharma e à prosperidade interior e exterior. Ele propicia uma calma positiva e um sentimento de completude com relação à vida que podem servir como um trampolim para você alcançar grandes realizações. O Om dissolve o que é nocivo, transformando-o num vácuo. O Srim traz plenitude e abundância à vida, inclusive a vibração do próprio amor. Deus é tanto plenitude quanto vazio, pois é retratado na concepção hindu como Shiva e Shakti. Shiva representa essa consciência num movimento dinâmico, manifesto na realidade física.

Os mantras mais longos, que são uma combinação de bijas, podem fazer parte da prática espiritual diária e ajudar a mudar a mente e as emoções, invocando positividade, cura, tranquilidade, relaxamento e muitas outras coisas necessárias para nos conectarmos com a alma e com a essência divina dentro de nós. Devido a sua capacidade para cultivar a clareza, o foco e muitos outros traços positivos, o trabalho com um bija ou mantra pode ajudar você a provocar uma mudança fundamental na sua vida e torná-la muito melhor. A vida é sempre resultado do modo como vemos as coisas; existem de fato situações que não podemos mudar, mas podemos mudar o jeito como encaramos essas situações. O trabalho com mantras pode ajudar a facilitar uma mudança na nossa percepção que nos ajude a superar os obstáculos mais facilmente, adotando uma perspectiva mais ampla da vida.

Numa terapia com mantras, muitos bijas diferentes são usados para fazer a energia circular dentro do corpo. Pensamentos e emoções podem ficar represados dentro do corpo, e o trabalho com mantras em partes específicas do corpo pode ajudar a liberar essa energia, fazendo-a circular. Dependendo da pessoa, esse tipo de terapia pode ser tanto relaxante quanto energizante.

Tigelas cantantes

As tigelas cantantes são uma excelente opção para se trabalhar com a vibração dos sons. Essas tigelas, produzidas de uma grande variedade de materiais, desde metal até cristais, são encontradas em diversos tamanhos e frequências. Elas, na verdade, são sinos que não se movem. Ao contrário destes, as tigelas cantantes ficam sobre uma superfície sólida e são tocadas com um martelinho que as fazem vibrar e produzir um determinado som. Pode-se usar uma ou várias ao mesmo tempo, complementando-se as frequências umas das outras. Elas são parecidas com gongos, pois trazem equilíbrio, estimulam a capacidade do corpo de se curar e auxiliam na meditação e no relaxamento.

As tigelas cantantes também podem ser usadas com as modalidades associadas aos elementos Água e Éter. Às vezes, coloca-se água dentro da tigela antes de tocá-la, alterando-se a frequência da água com a vibração do som e a qualidade da própria tigela. Depois da sessão de tigelas cantantes, a água é ingerida ou usada para lavar o corpo. Os metais e cristais têm diferentes atributos energéticos: a tigela cantante de cobre tem um efeito diferente da tigela cantante de cristal. Talvez você descubra que é mais suscetível aos efeitos terapêuticos de um material do que de outro.

Essa modalidade pode ser muito gratificante caso você realmente queira conhecer e explorar as frequências sonoras e os efeitos dos diferentes elementos sobre o som. Trata-se de uma modalidade que, com um pouco de treinamento, nunca será entediante, pois sempre é possível aprofundar seu conhecimento sobre como ela funciona. Também vale a pena experimentar vários tipos de tigela, pois se uma não funcionar, pode haver outra, de um material diferente, que cause uma resposta energética mais eficaz.

O uso das palavras na cura

As palavras são como mantras; a única diferença é que as palavras de uso cotidiano não têm o mesmo poder de criação que um mantra bija, embora também sejam combinações de vibrações capazes de afetar a mente e as emoções. Como as palavras não afetam a consciência da mesma forma que um bija, elas funcionam como afirmações, mudando nossa maneira de pensar ao estimular nossa positividade. No entanto, é importante acreditar no que se está dizendo. Essa é a diferença entre a afirmação e o mantra. A primeira precisa que se acredite nela para que funcione, pois é apenas de uma intenção inculcada na mente; e, se a mente não acredita realmente na afirmação, sua essência não cria raízes. O mantra, por outro lado, prescinde da crença, pois tem uma inteligência criativa que atua no nível da alma.

As palavras que afetam a mente tanto podem ser positivas quanto negativas. Podemos ficar condicionados a acreditar em coisas que não são verdadeiras, só porque alguém nos disse isso.

Se uma pessoa nos disser que somos pouco atraentes ou imprestáveis, isso causa um impacto energético sobre a nossa mente. Caso isso se repita muitas vezes, passamos a acreditar nisso. Mas será verdade? Pode ser que não, mas passa a ser uma crença e acaba moldando a nossa realidade. Se palavras positivas forem usadas para nos motivar e inspirar, passamos a acreditar nelas e na sua grandiosidade inerente. A vantagem das palavras é que elas podem exercer um impacto bom ou ruim sobre a mente, mas nunca serão capazes de mudar a essência básica do nosso ser. Tudo o que a nossa mente aprende pode ser alterado por meio da prática e do empenho, para que possamos viver da maneira mais positiva e significativa possível. As palavras só podem impulsionar ou dificultar isso, então por que não as usar para tornar nossa vida melhor?

As palavras são o condutor da energia com a qual são expressas. Essa é a razão por que muitas vezes as pessoas podem ler nas entrelinhas o que está sendo dito e o que realmente significam. Para que as palavras tenham um poder pleno, é preciso que haja total coerência entre a intenção e o que se fala, ou seja, você não pode falar o que não sente ou pensa e esperar que suas palavras causem um efeito positivo nas outras pessoas ou em si mesmo. Quando as palavras que uma pessoa diz transmitem exatamente o que ela abriga no coração, as palavras tornam-se um poderoso instrumento de ensino, cura e motivação, para ela mesma e para os outros.

Interiormente, nós, como indivíduos, podemos mudar qualquer coisa que quisermos; exteriormente, no entanto, não somos capazes de mudar as outras pessoas, enquanto elas não quiserem ser mudadas. É por isso que é tão importante optar sempre por palavras positivas, pois, caso a pessoa se magoe com as nossas palavras, só seremos capazes de curar essa mágoa se a própria pessoa aceitar ser curada. Palavras agressivas são extremamente destrutivas e podem deixar marcas profundas. As palavras certas na hora certa, porém, podem inspirar uma pessoa pela vida inteira. Será que você está usando as palavras da maneira mais poderosa e positiva possível?

A música e os instrumentos musicais

A música pode nos inspirar praticamente a qualquer coisa. Ela pode invocar em nós qualquer tipo de sentimento e mudar o jeito como pensamos. Pode relaxar, baixar a pressão sanguínea e desacelerar o batimento cardíaco, tornar a respiração mais lenta. Também pode deixar as pessoas agitadas, nervosas ou apaixonadas. Como todas as partes do ser se originaram do som, ele sempre terá um impacto primal sobre nós. Devido à sua capacidade de inspirar e curar, a música é muitas vezes usada em muitas modalidades de cura e, em alguns casos, ela é a própria modalidade em si.

Existem dois instrumentos muito poderosos e ambos são supostamente capazes de recriar qualquer vibração: o gongo e o *didgeridoo*. Esses dois instrumentos restauram o equilíbrio e propiciam o despertar da capacidade inata de cura que existe dentro de todos nós. A beleza dos instrumentos musicais é que todos têm personalidade própria. E quanto mais o instrumento é tocado, maior é a sua ressonância. Quanto mais fundo exploramos a música ou um instrumento em particular, mais benefícios podemos extrair deles. O instrumento propicia um meio de expressão e um jeito fácil de recriarmos uma miríade de vibrações.

A voz é capaz de fazer a mesma coisa, mas requer treinamento e prática para que possa adquirir o tom certo e expressar sentimentos com profundidade. O talento inato precisa de um longo período de treino para se desenvolver e se tornar algo grandioso. A voz pode ser usada como um meio de cura, assim como qualquer instrumento musical, e pode carregar qualquer vibração, assim como o *didgeridoo* e o gongo.

Alguns instrumentos funcionam melhor na cura de determinadas áreas do corpo ou da mente, graças às suas qualidades intrínsecas. A flauta é um bom exemplo disso. Embora ela seja uma ótima modalidade de cura, também está estreitamente ligada ao elemento Ar. As flautas de madeira são usadas em cerimônias sagradas e em expressões musicais indianas e dos nativos norte-americanos. Devido à sua conexão com esse elemento, o próprio ar entra em ressonância quando em contato com o instrumento, tornando o som da flauta extremamente tranquilizador para a mente e as emoções. E invocar uma sensação profunda de calma é muitas vezes tudo o que é necessário para facilitar uma cura neste nosso mundo atribulado. Quando o corpo não tem um descanso adequado e horas suficientes de sono, ele não pode se curar.

O tambor também é outro instrumento muito antigo e poderoso que nos ajuda a nos conectar com a vibração de cura primal que existe dentro de nós. O som dos tambores tem uma capacidade inata de nos conectar diretamente com o nosso coração e com o coração da terra. Os tambores nos lembram de que a vida é uma teia e nós nunca estamos sozinhos. Tudo está interconectado. Os tocadores de tambor experientes são capazes de levar a mente a um estado de transe em que as percepções podem ser alteradas e a cura pode se efetuar. Trata-se de um recurso poderoso para atingirmos um estado alterado de consciência e entrarmos em contato com o todo.

Qualquer instrumento musical com que você sinta afinidade pode restabelecer o equilíbrio na sua vida, graças ao prazer e à alegria que ele proporciona. Qualquer instrumento pode propiciar a cura se for usado com essa intenção. Para explorar todas as propriedades da música e seus benefícios no trabalho de cura, reflita sobre o tipo de música de que gosta e a razão por que gosta. Isso vai lhe dar uma ideia do que você está buscando cultivar e a melhor maneira de conseguir isso.

Contemplação das estrelas

A contemplação das estrelas é uma das poucas modalidades de cura ligadas ao elemento Éter que não envolve o uso de sons, mas o espaço propriamente dito. Passar algum tempo fitando o céu e as estrelas é uma atividade que pode ampliar a sua mente e expandir os seus horizontes. Ela abre sua mente para novas possibilidades e também é uma ótima maneira de relaxar e se interiorizar. Em que tipo de coisa você pensa quando fita as estrelas ou o céu? Até que ponto esses pensamentos diferem daqueles que você tem ao longo de um dia de trabalho? Você reserva algum tempo para se sentar em algum lugar e contemplar o universo, interior ou exterior?

Quando você olha o céu, o que procura? Busca estrelas cadentes ou cometas ou contempla o brilho da Lua e das estrelas? A própria Lua está associada à nossa natureza em constante mutação, e as fases desse astro têm uma poderosa influência sobre a nossa psique. Passe algum tempo contemplando a Lua todas as noites, pois isso ajuda a equilibrar os diferentes aspectos da psique e das emoções, além de facilitar a cura mais profunda de todos os níveis do seu ser. Quando estiver contemplando a Lua e as estrelas, preste atenção nas suas emoções e nos seus pensamentos. Observe como se sente em relação à Lua e à sua natureza sempre em mutação. Tudo isso aumentará seu discernimento interior e o ajudará a perceber o que abriga na sua mente subconsciente, facilitando a sua mudança e seu crescimento pessoal.

Quando fitamos o espaço, também nos lembramos de que tudo se origina na vastidão do nada. Tudo foi nada um dia e o nada um dia será tudo. Permanecer algum tempo na escuridão da noite pode aliviar o medo do escuro e da morte, pois também aprofunda nosso entendimento do processo da vida. Observe os seus sentimentos e as perguntas que vêm à tona, para usá-los como meio de introspecção.

Modalidades combinadas

Já apresentamos algumas modalidades combinadas que usam os efeitos de diferentes elementos para melhorar a saúde e curar. A água salgada combina os elementos Água e Terra. Banhos de mar combinam todos os elementos, pois a praia pertence ao elemento Terra; o oceano pertence ao elemento Água; o Sol pertence ao elemento Fogo; a atmosfera, ao elemento Ar; e o céu, ao elemento Éter. Se passar algum tempo em meio à natureza, você vai combinar os efeitos de diferentes elementos e equilibrar o seu corpo, a sua psique e as suas emoções. A culinária utiliza temperos, líquidos e ervas que causam, todos eles, profundo impacto sobre o corpo e a mente. A massagem utiliza o sentido do tato e muitas vezes usa óleos, que representam o elemento Terra, e ervas e fragrâncias que causam um impacto sobre esse elemento.

Quanto mais modalidades você combina, mais importante é compreender profundamente como todos eles influenciam o seu ser como um todo. A combinação de várias modalidades nos ajuda a ter um conhecimento mais integrado dos elementos e, quanto mais aprendemos a entender as maneiras sutis pelas quais todos eles estão interconectados, mais eficiente se torna a cura. Se você tem uma ideia clara do que precisa e de como você é, pode adotar uma prática de cura que o beneficie em todos os níveis.

Além de entender como as modalidades de cura se relacionam com os elementos em seu corpo, mente e emoções, também pode ser imensamente útil procurar modalidades que estejam em sintonia com o seu temperamento e seu caminho de vida. No capítulo a seguir, vamos mostrar como descobrir que técnicas funcionam melhor para cada temperamento, do ponto de vista psicológico e emocional.

Capítulo Cinco

Modalidades de cura de acordo com o temperamento e o propósito de vida (os gunas)

Agora que você já sabe como certas modalidades de cura se relacionam com os elementos, vamos examinar a forma como algumas técnicas e alguns princípios gerais se relacionam com os gunas e com o temperamento inato de uma pessoa (veja o questionário no Capítulo 3 para determinar seu guna e seu tipo de temperamento). Embora exista muita sobreposição de elementos no nosso temperamento, pois eles são uma destilação posterior dos gunas, o conhecimento da sua composição pode ter um impacto maior sobre a nossa vida, nossa autoconfiança e o desenvolvimento global do nosso caráter do que apenas trabalhar no nível dos elementos.

Quando uma técnica ou modalidade de cura leva em conta o temperamento da pessoa, ela tem a possibilidade de destrancar a pessoa de dentro para fora, removendo os entraves, por assim dizer, que criam problemas em muitas diferentes áreas da sua vida. O trabalho por meio do temperamento é uma excelente maneira de abordar a cura, pois ele sintoniza a pessoa com seu poder pessoal, que vem da alma, e com o ponto de unificação com a Divindade e com tudo o que existe. A verdadeira ligação com o propósito de vida ou com o dharma é um reflexo da vida em total conformidade com as manifestações do temperamento e da constituição física da pessoa. Quando ela está fortemente ligada com o seu dharma, toda a vida dela também fica melhor; a prosperidade interior aumenta, a confiança se fortalece e a disposição para se arriscar na vida e agir de acordo com o próprio dharma, apesar dos obstáculos, torna-se possível.

É importante lembrar que são as coisas aparentemente pequenas da vida que muitas vezes fazem a maior diferença. A vida é muito mais simples do que as pessoas imaginam; o fato de prestar atenção aos pequenos detalhes pode ter um enorme impacto sobre a nossa vida. Os pequenos detalhes da vida compõem os alicerces sobre os quais tudo pode ser construído.

Modalidades de cura que funcionam com o guna sattva

É importante cultivar o guna sattva com base no seu temperamento por duas razões principais. Esse guna é necessário para você ter clareza com relação ao seu propósito e do seu caminho de vida e ao seu dharma, seus talentos, seus pontos fortes e pontos fracos. Sem ter clareza dessas coisas, a vida fica confusa e você salta de um projeto para o outro, sem conseguir realizar nada. Como a realização só é possível quando se vive o propósito de vida, é preciso buscar essa clareza. Em segundo lugar, sattva é a energia sustentável dos três gunas. Rajas cria, tamas ou solidifica ou destrói e sattva sustenta o que foi criado.

Sem cultivar as qualidades sáttvicas, é impossível cumprir plenamente o propósito da vida ou manter sua saúde em dia. A saúde e um estilo de vida positivo são resultado do cultivo da prosperidade interior.

Meditação silenciosa

A maneira básica de se trabalhar com o guna sattva é praticar meditação com regularidade e certa constância. E para se trabalhar com sattva, especificamente, é preciso uma meditação que seja silenciosa e conduza você ao centro do seu ser, não uma técnica que treine a mente. As técnicas de meditação são ativas e trabalham com diferentes partes do corpo, ao passo que a meditação silenciosa não usa mais do que um mantra de um único bija como meio de acalmar a mente e cultivar o silêncio. As técnicas de meditação nos ajudam a silenciar a mente por tempo suficiente para que consigamos entrar num estado efetivo de meditação e silêncio. A maioria das pessoas sente muita dificuldade para se sentar e meditar; na maior parte das vezes essa capacidade de meditar é fruto de um esforço persistente e da decisão de iniciar a prática com outras técnicas e modalidades que apaziguem o corpo, as emoções e a mente.

Embora, de início, a meditação pareça uma prática difícil, é importante que você tente mesmo assim. É a constância que torna qualquer prática mais fácil. O problema é que a maioria das pessoas desiste muito rápido. Com a meditação, o sucesso não virá rápido nem com facilidade; paciência e determinação são imprescindíveis. Não existem atalhos nesta vida, e a meditação é uma prática que ensina essa difícil lição. Só alguns poucos minutos de silêncio já são suficientes para causar um grande impacto na vida e contribuem para aliviar o estresse e diminuir a ansiedade e a agitação interior.

À medida que esses grandes obstáculos são removidos, mais clareza a pessoa tem. A clareza causa o aumento espontâneo da percepção interior e da capacidade intuitiva, pois ela age no nosso próprio ser. Ela sempre esteve aí dentro de você, só que normalmente se encontra soterrada pelas vozes mais estridentes do estresse, da dor, do esgotamento emocional, da depressão e de várias outras coisas. A lição mais impressionante que aprendemos, quando seguimos uma rotina diária de meditação, mesmo que de apenas quinze minutos, é que até pequenos períodos de tempo dedicados a uma prática diária causam mudanças depois de alguns meses ou até mesmo dias.

A clareza dá passagem para todas as coisas boas da vida. Esse lugar de silêncio interior é também o que possibilita a capacidade de responder à vida em vez de reagir a ela. Quando você sente a sua própria essência, todo o resto fica em paz. A meditação se relaciona diretamente com o guna sattva por causa da sua capacidade de despertar o estado de clareza e cultivar a capacidade de mantê-la. O que causa atribulação na vida é a agitação do dia a dia, que nos afasta do que realmente somos. Será que não vale a pena dedicar alguns minutos do seu dia à meditação, se isso fará com que você tenha uma clareza maior com relação a quem realmente é e o ajudará a cultivar esse seu eu mais verdadeiro?

Técnicas de visualização

A visualização pode utilizar tanto o guna sattva quanto o guna rajas, tudo depende do resultado que você está querendo atingir. O cultivo da capacidade de visualizar ajuda a sustentar o estado de ser desejado e esse aspecto sustentador da vida está relacionado a sattva. Para sustentar alguma coisa, é preciso tê-la sob o controle. A capacidade de controlar aquilo que existe interiormente é resultado tanto da clareza com relação a sattva quanto do foco com relação a rajas, ambos associados ao sexto chakra. Para sattva, a capacidade de visualizar com precisão ajuda a manter a clareza que advém de sattva e da meditação. Se a clareza não for mantida, o foco num objetivo em particular também não poderá ser mantido. A falta de clareza leva à falta de foco, e a falta de foco não deixa que nada seja mantido ou sustentado.

Quanto maior a nossa capacidade de visualizar algo, mais fácil será usá-la para enfocar alguma coisa. A visualização pode ser algo tão simples quanto tentar visualizar o nosso próprio corpo por dentro e sentir as diferentes partes dele. Também podemos tentar visualizar um desenho geométrico e reter essa imagem na mente o máximo possível. Ela pode ser tão complexa quanto visualizar a si mesmo fazendo uma coisa específica e atingindo o resultado desejado. Visto que é a energia que a pessoa irradia que molda a realidade dela, ela só pode atingir na vida aquilo com que consegue sonhar ou visualizar. Se aquilo sequer passa pela sua cabeça, como pode se tornar realidade? Quanto mais detalhadamente uma pessoa consegue visualizar o que quer, mais facilmente consegue obter o que quer, porque a energia não é mais estranha; ela se torna familiar e confortável e ressoa diretamente com os sentimentos da pessoa (e portanto com o elemento Éter).

Num nível mais tangível, quando uma pessoa se dá ao trabalho de focar a atenção em alguma coisa é porque supostamente isso é algo que ela realmente quer. Se realmente queremos alguma coisa, estamos dispostos a nos esforçar para conseguir isso. Ter clareza sobre o que realmente queremos na vida nos dá combustível para buscar isso. Quanto mais claro o foco e a capacidade de visualizar, mais claro o desejo de obter e sustentar seu objetivo. A visualização e a meditação trabalham em conjunto para cultivar e sustentar o que realmente queremos. Sem foco, a vida se torna um processo de criação e destruição constante, que salta de desejo em desejo sem concretizar nada. Cultivar sattva com base no nosso temperamento significa aprender como moldar a nossa realidade de acordo com os nossos sonhos e como manter essa realidade, depois que esses sonhos se tornam realidade.

Modalidades de cura que funcionam com o guna rajas

O guna rajas é responsável pelos aspectos criativos da vida. É o aspecto do nosso temperamento que confere fogo, energia, motivação e desejo para realizar qualquer coisa. A energia Rajas é dinâmica e está sempre em movimento. Quando aprendemos a trabalhar com essa energia, adquirimos a habilidade de trabalhar diligentemente para atingir as nossas metas, criar o efeito desejado e tornar o que sonhamos realidade.

Vamos ser sinceros. Se realmente não queremos algo do fundo do coração, não vamos estar dispostos a fazer o trabalho necessário para conseguir o que queremos. Isso está diretamente relacionado não só com os aspectos mental e emocional da vida, mas também ao corpo físico, por causa da energia que rajas traz. Sem energia física e força de vontade, nada seria feito. Nenhuma ação aconteceria e o corpo permaneceria num estado de inércia. Rajas é a chave para trabalhar efetivamente com os nossos traços sáttvicos e tamásicos. Rajas confere força de vontade e empenho, e sem eles os sonhos nunca se concretizariam. São os aspectos majestosos, poderosos e régios do temperamento de uma pessoa. Também é preciso muito empenho para cultivar corretamente essa energia, porque ter poder pessoal significa estar disposto a reconhecer e superar pontos fracos, físicos, mentais ou emocionais. Não é possível ter saúde sem estar disposto a trabalhar diretamente com o próprio eu.

Técnicas de meditação

A meditação silenciosa trabalha principalmente com o guna sattva, mas as técnicas de meditação trabalham principalmente com o guna rajas. Na técnica de meditação, há o aspecto da visualização, pranayama, mantra ou ponto focal que não é quietude ou silêncio. As técnicas são usadas para treinar a mente e as emoções para responder de uma certa maneira. Elas nos ajudam a romper tendências indesejadas e cultivar outras, mais benéficas. Uma técnica de meditação eficaz desacelera a mente, de modo que ela possa aprender a se concentrar num objetivo desejado.

Algumas técnicas ajudam a levar mais prana para o corpo. Outras silenciam a mente. Outras ensinam a mente a fazer algo específico, como visualizar com mais nitidez. Independentemente da técnica que está sendo usada, ela prepara a mente para, à certa altura, ficar em silêncio. Até que a mente possa ser controlada, ela não pode ser silenciada. Embora muita gente chame a técnica de meditação apenas de meditação, eu a chamo de desenvolvimento de caráter. As técnicas desenvolvem a nossa capacidade de conquistar algo que queremos na vida e ensinam, por meio da experiência, o trabalho e o foco necessários para sermos bem-sucedidos em qualquer coisa na vida.

As habilidades cultivadas por meio da meditação podem ser aplicadas em todas as partes da vida. Constância, empenho e foco são três características necessárias para se ter uma vida boa e saudável. Mas, antes que possamos usar esses atributos com sucesso na vida exterior, precisamos cultivá-los dentro de nós. A técnica de meditação ajuda a facilitar esse processo de desenvolvimento da confiança, para que tenhamos a capacidade de ser bem-sucedidos e saudáveis na vida.

Modalidades de cura que funcionam com o guna tamas

O guna tamas é ao mesmo tempo o guna mais fácil e mais difícil com que trabalhar. É o mais fácil porque tudo que ele requer é que levantemos da cama e façamos alguma coisa na vida. E o mais difícil porque, para fazer as coisas do jeito correto, é preciso clareza e força de vontade, o que resulta do trabalho com os gunas sattva e rajas. Qualquer modalidade que trabalhe com os elementos Terra e Água funciona bem com o guna tamas. Para abordar esse guna a partir do ponto de vista do temperamento, precisamos primeiro entender a natureza dinâmica da vida.

Como o guna tamas pode levar à inércia, à estagnação e à confusão na vida, pode ser muito difícil se libertar dele. Normalmente não sabemos muito bem o que precisamos fazer para ter uma vida equilibrada e saudável. Isso é normal. O que podemos fazer é cultivar a confiança na vida e nos mantermos sempre ativos e interessados nela. Embora eu não possa recomendar uma técnica ou modalidade que sirva para isso, posso recomendar que você se empenhe para viver o momento presente, aproveitando tudo o que a vida tem a oferecer. Aprender a focar a atenção no que está acontecendo no momento é um excelente ponto de partida. *Consulte a Técnica para Cultivar a Atenção Plena, do Capítulo 6.*

A vida é a maior de todas as mestras. Se uma situação da nossa vida não é benéfica para a nossa saúde e o nosso bem-estar, podemos mudá-la. Esse é o poder que o guna tamas tem — nada é permanente. Tudo que se manifesta na vida é transitório por natureza. Os sentimentos surgem e vão embora. Os empregos também. Os relacionamentos também. Nada permanece para sempre. A vida está em constante evolução. Ela pode se desenrolar de modo produtivo, se a pessoa tiver sonhos e objetivos, ou pode avançar de uma maneira caótica, que não favoreça os sonhos, os objetivos, a saúde e o bem-estar em geral, mas tudo está sempre em movimento e mudança. Se nos deixamos levar pelo fluxo da vida, conseguimos lidar diretamente com o guna tamas.

A atividade física é uma maneira excelente de treinar o corpo e a mente, incutindo nela a ideia de que a atividade é essencial em todos os aspectos da vida. Sim, algumas pessoas passam a vida sentadas no sofá, assistindo TV, jogando *video game*, comendo, dormindo e fazendo coisas banais. Lembre-se, quando a inércia se instala no corpo, ela também se instala na mente e nas emoções. Mantenha-se receptivo à vida e ao que acontece a todo instante; mantenha-se sempre ativo. A atividade e o cultivo do guna rajas são as duas únicas maneiras de sairmos da inércia. A meditação não funciona também quando se trata de tamas, porque ela é muito parecida com tamas. Ambos aquietam a energia, e a pessoa tamásica precisa de movimento, não de energia inerte e em repouso.

Exercite-se todos os dias. Cultive uma alimentação saudável e balanceada. Contemple a vida. Empenhe-se para concretizar seus sonhos e tenha passatempos produtivos. Tudo isso ajudará com que o guna tamas seja benéfico na sua vida, em vez de ser um empecilho. Na verdade, qualquer técnica que trabalhe com qualquer um dos gunas e elementos exercerá um impacto sobre o guna tamas. Todos esses são conselhos práticos; quando se trata de tamas, não cabe nada teórico ou mental. Simplesmente se levante e vá fazer alguma coisa na sua vida, mesmo que não saiba se essa é a coisa correta! Se não for, você acabará descobrindo por meio do processo de tentativa e erro. Cultive a estagnação, a indolência e a inércia e toda a sua vida, incluindo o seu bem-estar físico, refletirá isso. Quanto maior a estagnação, mais básicos são os conselhos para combatê-la: alimentação saudável, exercícios e descanso. Nada mais pode dar resultado até que a pessoa siga esses conselhos e fique mais equilibrada.

Disponha-se a arregaçar as mangas e fazer alguma coisa; só assim você cumprirá o propósito da sua vida. Assuma riscos e realmente viva. Lembre-se de que o guna tamas é como o alicerce da vida. Se for negligenciado, tudo no complexo mente-corpo-alma sofrerá. Se ele estiver sendo usado para propiciar descanso e manter o corpo em ordem, todo o resto será possível.

Capítulo Seis

Técnicas de cura e para manter a saúde

Agora já tratamos dos diferentes gunas e elementos, atentando para os seus atributos. Você já teve oportunidade de analisar a sua própria constituição e está pronto para começar a experimentar algumas técnicas. Eu já descrevi em linhas gerais algumas técnicas eficazes que ajudarão você a promover a cura, se centrar e equilibrar a sua energia, mantendo a positividade à medida que empreende essa jornada.

Uma observação sobre o trabalho com as técnicas

As técnicas aqui apresentadas proporcionarão a você uma caixa de ferramentas muito bem equipada para começar a sua jornada. Descubra como combiná-las e o que funciona melhor no seu caso.

Continue explorando outras modalidades que combinem com o seu temperamento. Mas eis aqui algumas dicas para você ter em mente à medida que avança:

A constância, ao praticar uma técnica, é mais importante do que a duração de cada sessão. Por exemplo, é melhor fazer uma técnica diariamente durante seis semanas, por cinco minutos, do que fazê-la por uma hora, mas apenas três vezes por semana. A prática diária deixa uma impressão mais forte na mente, fazendo com que ela se instale na mente subconsciente e se torne um processo natural, que não requer um foco mais prolongado. Ao longo do tempo, a mente começa a praticar a técnica sem que você sequer precise pensar nela. Toda técnica requer uma certa constância para dar bons resultados (de quatro a cinco minutos, por exemplo), por isso escolha uma técnica que você possa praticar diariamente e atenha-se a ela. Se você tem dificuldade para manter essa constância, de início dedique à técnica apenas alguns minutos e vá aumentando gradativamente esse período. As técnicas reprogramam a mente para cultivar hábitos e estilos de vida mais saudáveis. Tire vantagem da maneira como a sua mente funciona — quem, afinal, não pode dedicar de cinco a dez minutos por dia para melhorar sua saúde e seu bem-estar? Além dos benefícios específicos da técnica em si, você vai notar mudanças em outras áreas da sua vida, pois, sempre que aprende a ter constância numa coisa, você a fortalece em outras áreas da sua vida também.

Manter um diário é sempre uma boa ideia, pois, fazendo um breve registro das suas experiências depois de executar a técnica da sua escolha diariamente, você consegue perceber quanto mudou ao longo do tempo. Depois de praticar a técnica durante pelos menos três semanas ininterruptas, observe como ela já mudou você. Então faça o mesmo depois de seis semanas, seis meses e assim por diante. O mais importante é se lembrar do seguinte: se uma técnica está funcionando, continue a praticá-la. Não pare só porque se sente melhor! Mantenha sua rotina como uma manutenção preventiva e você vai se manter saudável, em vez de ter de trabalhar com a sua energia sutil para se recuperar de uma doença. Toda vez que pratica uma técnica, você coloca um pouquinho da sua energia numa conta poupança interior, de onde pode fazer resgates de energia sempre que sentir necessidade. Sua poupança interior e sua prosperidade interior estão ligadas — não deixe que nenhuma das duas fique com o saldo negativo!

Por fim, dedique a cada técnica o tempo adequado, esteja ela funcionando ou não. Se parecer que ela não está funcionando, pode ser que esteja apenas testando os seus limites e seu limiar da dor, e portanto é justamente do que você está precisando. Seja sincero consigo mesmo. Faça um mergulho interior e sonde as profundezas do seu ser. Sua jornada de cura vai exigir que você apare as arestas do seu caráter e encontre um ponto de equilíbrio dentro de você. Deixe que esse polimento e essa fricção interior se façam quando necessário, para que você possa encontrar a pérola que está buscando. Para ter saúde, riqueza e felicidade de todos os tipos você vai precisar agir de acordo com sua natureza mais íntima. Descubra que técnicas ajudam você a fazer isso mais facilmente e se elas promovem esse polimento de maneira prazerosa ou dolorosa. Ambos os tipos de polimento serão necessários para você encontrar a sua verdadeira essência.

Visualização para aterrar a energia (Fogo, Terra e sattva)

Assim como a eletricidade é mais segura e eficaz quando aterrada, a energia sutil do corpo humano também flui melhor quando você sabe como aterrá-la. O aterramento tem dois efeitos principais: ele promove a circulação da energia no corpo e elimina o excesso de energia sutil. Ambos ajudam a equilibrar a energia e a sua receptividade para vibrações de cura mais poderosas. O aterramento também pode ser usado para eliminar a energia sutil negativa, os pensamentos negativos e as vibrações energéticas indesejadas. Quando o corpo está aterrado, você é capaz de receber e mover mais energia sutil do que quando não está aterrado. O aterramento de que estamos falando consiste no processo de conectar o corpo com a própria Mãe Terra.

Quando você aterra seu corpo ou uma vibração energética específica, essas vibrações são enviadas para a terra. Não se preocupe, elas serão usadas de alguma forma (mesmo que sejam consideradas negativas). Basta se lembrar do que fertiliza a terra. O que é excremento para um ser torna-se solo fértil para outro. A terra receberá essas vibrações e as transformará em energia neutra de sustentação à vida. Eis uma técnica para aterrar o excesso de energia ou alguma energia indesejada.

Sente-se numa posição confortável, numa cadeira ou diretamente no chão. Se puder se sentar ao ar livre, melhor ainda. Se não puder, a técnica funcionará da mesma forma. Os anos que morei em Minnesota (EUA) me ensinaram que nem sempre é possível ficar ao ar livre, especialmente quando a temperatura está abaixo de zero e o nariz congela instantaneamente. Procure ficar confortável onde quer que esteja, para que possa relaxar de fato. Só certifique-se de sentir o chão embaixo de você (ao menos com a sola dos pés, se estiver sentado numa cadeira). Feche os olhos e respire fundo algumas vezes. Inspire o ar à sua volta, consciente de que ele está carregado de energia sutil, e leve-o até seus pulmões. Enquanto visualiza essa energia circulando por todas as partes do seu corpo, preste mais atenção às regiões doloridas ou afetadas por alguma doença. Visualize raízes saindo da sola dos seus pés ou dos ossos dos seus quadris e projetando-se na terra embaixo de você; raízes densas, grossas, marrons e terrosas. Aprofunde-as vários metros na terra e sinta sua energia sendo drenada através delas e penetrando na terra. Deixe que as raízes levem toda energia em excesso junto com o ar que você respirou, depois de a ver espiralando pelo seu corpo e por seus chakras e saindo do seu corpo, para penetrar fundo na terra e fertilizá-la. Depois que tiver feito isso, visualize as raízes sendo reabsorvidas pelo seu corpo, mas mantendo-se conectadas com a vibração da Mãe Terra e sabendo que você pode reativar essa conexão sempre que quiser. Essa técnica pode durar de três a doze minutos e ser realizada diariamente. Não é necessário mais do que isso. Anote por escrito as sensações e mudanças que ela provocar em você e se elas foram graduais ou rápidas. Isso o ajudará a se conhecer melhor enquanto empreende a sua jornada de cura.

Visualização para se abastecer de energia sutil (Fogo, Ar e sattva)

Agora que você já conhece uma boa técnica para fazer circular a sua energia sutil e aterrá-la, de modo que seu excesso seja absorvido pela terra, é hora de aprender outra para cultivar mais energia sutil em sua vida. Porém, é importante saber como aterrar a energia primeiro, pois, dependendo do tipo de energia que pretende cultivar, você pode se sentir sobrecarregado com o excesso de energia.

A energia sutil pode ser fria, quente ou energizante. O jeito como ela chega até você lhe dá uma dica sobre qual é o seu temperamento. Esta é uma técnica para conectá-lo com a energia do Sol. Esse astro contém todo o espectro de energia, por isso por meio dele você pode obter exatamente o que precisa. Mesmo que não saiba precisamente do que precisa, essa técnica equilibrará o seu corpo e preencherá de energia todos os lugares onde ela esteja faltando. Pode ser estranho pensar que o Sol também contém energias frias de cura, mas isso é um fato!

É melhor realizar essa técnica pela manhã ou durante o dia, porque a energia do Sol fará com que a energia continue circulando dentro de você, o que pode dificultar o sono. Saia ao ar livre e sinta os raios solares na sua pele. Passe algum tempo observando como se sente. Conecte-se com a energia do Sol, sentindo-o e convidando essa energia a entrar no seu corpo. Quando fizer isso, imagine-a penetrando pelos seus poros e circulando por todas as partes do seu corpo. Faça isso por um tempo. Visualize toda energia estagnada dentro do seu corpo começando a circular e equilibrando áreas em desequilíbrio ou doentes. Diga ao seu corpo para absorver tudo o que for necessário do Sol e liberar o restante.

Saia ao ar livre e tome banhos de sol por alguns dias ou semanas, se necessário, até sentir que consegue reproduzir mentalmente a sensação do Sol na sua pele. Depois que conseguir isso, você pode fazer essa técnica a qualquer hora, em qualquer lugar, mesmo que não esteja sob a luz solar. Você pode invocar o sentimento e a vibração diretamente de dentro de você, porque sua energia sutil já estará carregada com a energia do Sol. Faça isso durante três a onze minutos, dependendo de quanta energia você consegue sentir. Se conseguir senti-la rapidamente, mantenha a visualização por três ou cinco minutos. Se, para você, essa conexão for mais difícil, faça por até onze minutos.

Técnica de meditação para cultivar a energia de cura (Fogo, Ar, sattva e rajas)

Existe uma diferença entre meditar profundamente, quando você ouve a sua própria alma e a Divindade, e trabalhar com essa técnica, que ajuda a mente a focar e direcionar a energia, o que requer que ela esteja ativa (energia rajas). A meditação silenciosa profunda (energia sáttvica) é exatamente o oposto; ela transcende a mente, depois que esta ficou silenciosa. Uma técnica pode ser um ótimo portal para a meditação silenciosa, porque você desacelera a mente e torna a meditação mais fácil. Na meditação profunda, você se torna aberto, expansivo e vazio. Vamos aprender uma técnica que ensinará a mente a cultivar vibrações de cura dentro do seu corpo e tornará mais fácil a meditação profunda.

A cura só acontece quando a energia está equilibrada. Dentro do nosso corpo circula tanto energia fria quanto quente. Mas, quando ela fica quente ou fria demais, torna-se estagnada. Às vezes se pensa que a energia fria e a quente são diferentes porque uma é masculina e a outra é feminina, no entanto elas são apenas polaridades opostas que precisam ser combinadas para ter mais eficácia na cura.

Encontre um lugar onde você não será perturbado. Sente-se confortavelmente em silêncio e feche os olhos. Respire fundo algumas vezes e visualize, entrando no seu corpo, uma luz que seja uma combinação de azul-marinho e branco. Visualize essa energia penetrando em todas as partes do seu corpo, banhando-o e lhe conferindo equilíbrio, saúde e graça. Agora tente distinguir a luz branca da azul. Sinta-as como uma só energia e depois como energias separadas, atuando juntas para restabelecer o equilíbrio. Leve essa energia a todos os lugares, mas concentre-a principalmente nas regiões do corpo, das emoções e da mente que precisem de mais energia. No final da prática, sente-se em absoluto silêncio por pelo menos cinco minutos, sem visualizar ou pensar. Você pode manter esse silêncio pelo tempo que quiser ou conseguir. Simplesmente se deixe banhar por essa energia que criou ou pelo conceito do nada.

Trabalhe com essa técnica por um período de seis a onze minutos por dia (sem se esquecer da hora em que fica em silêncio no final), praticando-a regularmente. Ela pode ser feita de dia ou à noite. Quando o calor intenso e o frio intenso são sentidos como uma coisa só, você sente a energia de maneiras interessantes. Mergulhe nessa experiência e veja como se sente. Sinta, na sua visualização, como a cor azul vai mudando quando combinada com a luz branca. Ela adquirirá matizes que não tinha no início. O azul-claro representa as energias femininas, frias. É o vácuo universal de onde tudo vem, inclusive toda a luz, toda energia e todo brilho. É a energia potencial da criação, que tem a capacidade de dissipar a doença e reabsorvê-la em pura energia potencial neutra, que pode ser usada para criar coisas benéficas na vida. A luz branca representa a total pureza e a luz que vem do vácuo, do ser interior luminoso e da força divina, originários da própria consciência em potencial. Ela é quente, ígnea e pura. Incandescente, na verdade. As duas juntas destroem a energia negativa e fazem com que ela seja reabsorvida pela sua fonte, levando a mente, o corpo e as emoções de volta a um estado de plenitude e equilíbrio. Os símbolos associados à saúde e à medicina são até hoje, muitas vezes, o azul e o branco. Mergulhe fundo no simbolismo dessas cores e na história por trás delas, caso isso lhe interesse.

Técnica pranayama para gerar energia (Ar)

Uma grande quantidade de energia sutil vem do ar que respiramos, por isso o trabalho com a respiração, de várias maneiras diferentes, é eficaz para energizar o corpo. Se quiser aprender mais sobre as técnicas pranayama, saiba que esse aprendizado faz parte da maioria das aulas de posturas de yoga. Existem técnicas para aquecer, resfriar, relaxar, focar a energia, para praticamente qualquer coisa que você quiser. Vamos aprender agora uma técnica para ajudar a aumentar a quantidade de energia no seu corpo.

Sente-se em silêncio numa posição confortável. Respire fundo algumas vezes e comece a relaxar. Feche os olhos, de modo que possa prestar atenção apenas na sua respiração. Inspire profundamente enquanto conta oito segundos, mantendo o tempo todo a respiração regular. Normalmente, só é preciso oito segundos para encher os seus pulmões de ar. Depois que tiver enchido os pulmões, segure a respiração por mais quatro segundos. Depois expire todo o ar, contando mais quatro segundos. Quando estiver pronto, repita esse ciclo 21 vezes, até completar um total de 22 ciclos respiratórios. Se não quiser controlar o tempo, não tem problema; só conte até oito mantendo o ritmo da respiração e faça o mesmo contando até quatro enquanto prende a respiração e, mais uma vez, ao expirar o ar. Depois que tiver completado os 22 ciclos respiratórios, respire normalmente algumas vezes e abra um sorriso antes de voltar às suas atividades diárias.

Fazer inspirações mais longas e depois segurar a respiração e expirar mais brevemente ajudará você a desenvolver a capacidade de reter mais energia sutil no seu corpo. As doenças sempre resultam da energia sutil estagnada ou em quantidade insuficiente, por isso técnicas como essa ajudam a revitalizar o corpo. Elas exigem menos de dez minutos por dia e podem ser feitas em qualquer lugar.

Técnica pranayama para dissipar a energia negativa (Fogo e Ar)

Esta técnica é o oposto da primeira e ajudará você a treinar a mente e o corpo para fazer uma desintoxicação energética, focando a atenção na expiração, em vez de na inspiração. Sente-se em silêncio numa posição confortável e feche os olhos. Respire fundo algumas vezes e depois relaxe, antes de começar a técnica. Respire fundo enquanto conta quatro segundos. Segure a respiração por mais quatro segundos. Ao expirar, conte oito segundos, de modo que leve justamente esse tempo para que todo o ar seja eliminado dos seus pulmões. Desta vez também, se não quiser medir o tempo, simplesmente conte até oito ou até quatro em voz baixa, prestando atenção para que a inspiração leve exatamente a metade do tempo da expiração. Repita esse ciclo respiratório mais 21 vezes, para compor um total de 22 ciclos respiratórios. Depois que tiver finalizado essa técnica, respire normalmente algumas vezes e lembre-se de sorrir antes de voltar às suas atividades diárias.

Sempre que você trabalha com a respiração, é normal se sentir um pouco zonzo ou desorientado. Se o corpo não está acostumado a essa dose extra de oxigênio e de energia sutil, pode levar algum tempo para se acostumar. Depois de experimentar as duas técnicas pranayama de respiração, observe com qual delas você se sente melhor e qual traz melhores resultados. A resposta revelará um pouco mais do seu temperamento. Se você preferir a técnica para gerar energia sutil, o trabalho com a sua prosperidade interior e sua mentalidade de abundância será muito benéfico em sua jornada de cura. Se preferir esta técnica para dissipar energia negativa, procure se empenhar no trabalho com o seu discernimento interior, depois com as práticas de contemplação e destrutivas, como as associadas ao elemento Fogo, pois essas provavelmente serão muito eficazes no seu caso. Se a sua mente sabe que existem coisas das quais ela precisa se livrar, você se sentirá inclinado a experimentar técnicas que dissipam ou destroem energias negativas. Se você se sentir vazio e precisar de amor ou força interior, as técnicas que geram energia restabelecerão o seu equilíbrio.

Eu adoro trabalhar com ambas. Quando comecei minha jornada de cura, eu tinha muita propensão para as técnicas dissipativas e purificadoras e gostava muito do elemento Fogo. Posteriormente, passei a gravitar em torno do sentimento da plenitude. Agora uso as duas coisas, dependendo do que preciso no momento. Há dias em que é bom dissipar a energia, se passei por algum estresse ou alguma discórdia. Há outros em que é bom cultivar a positividade!

Técnica para energizar a água com mantras (Água e Éter)

Já mencionamos a importância da água pela sua capacidade de carregar vibrações e pelo seu poder de nos ajudar na nossa jornada de cura. Vamos aprender agora uma técnica para infundir um copo de água com as vibrações positivas de um mantra. A água energizada com um mantra pode nos dar uma dose extra de energia, além daquela que sentimos ao longo do dia, e suscitar em nós mais emoções positivas, mais força pessoal e um sentimento de felicidade.

Providencia um copo com água filtrada. Segure-o nas mãos, com a palma da mão esquerda sustentando o fundo e a palma da mão direita sobre a boca do corpo. Visualize e tente sentir sua conexão com o corpo e com a água dentro dele. Recorde uma experiência muito positiva na sua vida, para que as vibrações positivas daquele momento fluam através do seu corpo. Enquanto segura o corpo, entoe o mantra bija "Shreem" e repita-o várias vezes. Shreem é o mantra bija da beleza e da realização dos desejos do coração, por isso é um mantra muito positivo para todas as pessoas. Sua energia é suave e evoca sentimentos de amor e alegria. Entoe o mantra num tom de voz audível! Sinta as vibrações dele atravessando as suas mãos e irradiando para o conteúdo do copo. Esse mantra o ajudará a fortalecer seu sentimento de prosperidade interior e o ajudará em todos os aspectos da vida.

Depois de pronunciar o mantra algumas vezes, beba toda a água contida no copo. Ela agora está carregada com as vibrações do mantra, que percorrerá todo o seu corpo e lhe propiciará sustento energético no nível físico. Você pode carregar a água com qualquer mantra que quiser ou até usar uma afirmação no lugar dele, caso não encontre nenhum mantra com que se sinta confortável. O mais importante é que você sinta as vibrações positivas do que está dizendo sendo transferidas para a água. Procure sentir também se consegue estabelecer uma conexão pessoal com o mantra ou a afirmação que está proferindo. Isso ajudará a aumentar a eficácia da técnica num nível mais profundo do ser.

Esta técnica é de rápida execução e pode ser feita com a frequência que você quiser. Eu sempre abençoo a água com um mantra antes de bebê-la. Isso é quase o mesmo que proferir uma prece de agradecimento antes de comer ou beber alguma coisa. Se você quiser que essa técnica promova uma mudança realmente positiva em sua vida, pratique-a uma vez por dia e com a maior frequência possível.

Técnica para energizar a água com pedras (Terra e Água)

Talvez você não sinta que a água energizada com mantras seja a técnica ideal para você, mas mesmo assim queira usufruir dos benefícios da água energizada. Ou talvez a mensagem que você queira transmitir para o seu corpo e o seu espírito seja mais complexa do que a transmitida por uma simples afirmação. Nesse caso, o trabalho com pedras é uma excelente opção, pois cada uma delas tem uma vibração específica e complexa, que afeta diferentes níveis do seu ser. A outra vantagem do trabalho com pedras é o fato de a consciência delas não sofrer oscilação, assim como a nossa. Você conseguirá a vibração exata que deseja delas e de maneira consistente. Assim como a água energizada com mantras, a água energizada com pedras pode intensificar as emoções positivas e os sentimentos de força pessoal e felicidade.

Antes de usar uma pedra, certifique-se de que ela carrega a vibração que você deseja em seu corpo. Para escolher a pedra certa, consulte um livro de referência que traga uma descrição das vibrações de cada pedra ou cristal. Lave a pedra em água corrente, de preferência com água quente, depois a enxague com água fria. Algumas pedras podem ser purificadas pela luz do Sol, outras pela luz do luar, além de serem lavadas em água corrente. Faça uma pesquisa sobre a pedra antes de a usar para energizar a sua água.

Depois que a pedra foi higienizada, tanto física quanto energeticamente, deixe-a dentro de um copo com água filtrada por pelo menos onze minutos. Onze é um número de poder e trabalhar com suas vibrações ajudará a dar mais poder à pedra. Você poder deixá-la na água por mais tempo, se quiser, mas não é necessário. Apenas se certifique de retirá-la do copo antes de beber a água. Uma alternativa é deixar a pedra dentro de uma jarra com água, assim não precisará energizar cada copo de água que você bebe. Só não deixe de higienizar a pedra cada vez que esvaziar a jarra e enchê-la novamente com água.

A pedra do meu signo é a peridoto, uma pedra com muitos atributos favoráveis para o trabalho nos níveis espiritual, emocional e físico. Energizando a água que eu bebo com a pedra do meu signo, trabalho com uma pedra que já tem uma ressonância vibracional comigo e que exerce um efeito ainda mais forte sobre a minha vida. Outra maneira de selecionar a gema mais apropriada para você é fazer uma pesquisa e encontrar uma pedra que tenha as propriedades terapêuticas e esotéricas de que você mais precisa neste momento da sua vida.

As pedras têm vibrações poderosas e você vai conseguir notar os resultados dessa técnica muito rapidamente. Seja persistente se quiser que a vibração delas realmente se integre à sua vida diária. Eu não aconselho que você combine diferentes pedras na água, ao menos enquanto não adquire mais experiência com essa técnica e entenda melhor como combinar a vibração de várias delas.

Técnica para cultivar a atenção plena (sattva, Éter, Ar, Água e Terra)

Esta é uma técnica energética solar para cultivar a atenção plena. Apresento algumas técnicas solares neste livro porque é difícil encontrá-las em outras fontes e porque esse tipo de técnica ajuda tanto a purificar quanto fortalecer o temperamento e a constituição física em geral. A atenção plena consiste na capacidade de focar uma coisa específica no presente momento, o que significa basicamente não perceber as coisas de acordo com as impressões armazenadas na mente. Ela também ajuda você a perceber a diferença entre a percepção e a experiência e a transitar entre a percepção, o sentimento, a integração e o aterramento da energia. Com a atenção plena, você será capaz de reconhecer se está meramente consciente de alguma coisa ou se está vivenciando-a diretamente. Isso o ajudará a ficar presente tanto na consciência quanto na experiência em todas as situações da sua vida.

Saia ao ar livre e fique sob a luz do sol, num dia ensolarado. Certifique-se de praticar essa técnica em horários do dia em que a exposição ao Sol é mais segura e tome as devidas precauções caso pretenda ficar sob os raios solares por muito tempo. Comece focando a atenção na consciência de que você está sob a luz do Sol. Estão ali o Sol, você e um vasto espaço em volta. Agora mova essa percepção para o reino das sensações. Concentre-se na sensação dos raios solares na sua pele. Observe como a sua mente se sente quando percebe sua pele sendo tocada pelo Sol. Você já o sentiu dessa maneira antes? Já sentiu a energia sendo absorvida pela pele e penetrando no seu corpo? Agora, se concentre na sensação da energia fluindo através da água pelo seu corpo. Sinta o que está acontecendo no seu corpo com o influxo de energia solar.

Comece a praticar essa técnica por apenas três minutos — um minuto e meio sentindo a energia na sua pele e um minuto e meio sentindo seu fluxo no seu corpo. Desse modo você não se sentirá sobrecarregado com a energia. Expanda a duração dessa técnica só quando se sentir confortável com ela, mas não ultrapasse um total de dez minutos (cinco em cada fase). Depois de a concluir, faça uma caminhada de um minuto, se possível com os pés descalços, para que possa sentir seu corpo em contato direto com a terra; isso o ajudará a aterrar a sua energia.

Técnica para desenvolver a intuição e a percepção da energia sutil
(sattva, rajas, Terra, Ar e Éter)

Uma das melhores maneiras de fortalecer a intuição e cultivar o conhecimento interior é a meditação. Tanto a meditação silenciosa quanto as técnicas de meditação funcionam muito bem. Agora você vai aprender uma técnica que combina visualização e meditação para fortalecer a sua conexão consigo mesmo.

Sente-se em silêncio numa posição confortável, com os olhos fechados. Respire normalmente e se concentre na respiração. Leve a atenção para a região central do seu peito, na região do quarto chakra. Visualize no local um espaço aberto, num tom preto-azulado. Mantenha a respiração cadenciada enquanto concentra a atenção na visualização. Pode não ser fácil visualizar, mas com a prática diária ficará cada vez mais fácil. Faça o possível para concentrar-se na visualização e deixe que os pensamentos e sentimentos flutuem para longe como nuvens no céu. Você pode praticar essa parte da técnica por cinco a onze minutos. Depois disso, visualize faíscas e raios de todas as cores projetando-se da escuridão. Certifique-se de que essas faíscas e esses raios sejam muito pequenos em relação ao seu tamanho. Faça essa visualização durante três minutos, depois se sente em silêncio com a mente em branco e sem visualizar nada durante dois ou três minutos.

A intuição e o saber interior normalmente são vivenciados como algo espontâneo que surge do nada. Esta técnica de meditação e visualização abrirá você para receber todos os espectros de energia que irradiam do nada. Na verdade, se você se sentar e visualizar esse vasto campo vazio por tempo suficiente, naturalmente começará a ver coisas surgindo dentro dele. Isso é normal. Pratique essa técnica diariamente (de preferência à noite, antes de ir para cama), para conseguir extrair dela todos os benefícios.

Técnica para cultivar a prosperidade interior (sattva, rajas, tamas e Terra)

A prosperidade interior está relacionada com o sentimento de autovalorização e de estar seguindo seu caminho de vida, que é um processo muito pessoal. A raiz da prosperidade está no amor e em deixar que o amor flua livremente no seu coração. Esta técnica de visualização o ajudará a estabelecer um sentimento de segurança interior nos seus chakras, que lhe servirá como uma plataforma para que todas as outras energias sutis possam circular.

Sente-se numa posição confortável, no chão, sobre uma almofada ou numa cadeira. O importante é que você se sinta confortável e relaxado. Feche os olhos e respire fundo algumas vezes. Visualize uma energia vermelha e branca se agregando até formar, no seu primeiro chakra (da Raiz), uma bola de energia cor-de-rosa, do tamanho de uma bola de pingue-pongue ou de golfe. Essa bola de energia rosa não deve ser muito vibrante nem brilhante. Se ela parecer assim, acrescente um pouco mais de luz branca a ela, de modo que o tom rosa fique mais suave. Concentre-se nessa visualização durante um intervalo de três a cinco minutos. Depois desse período, deixe que a bola de energia rosa se instale no centro do seu primeiro chakra e visualize sua energia projetando raios para fora, abrangendo todo o chakra. Depois que você conseguir ver e sentir isso nitidamente, visualize essa energia subindo através do seu corpo, passando pelo seu chakra do Coração, descendo pelos braços e subindo até a cabeça. Deixe que raios dessa energia se dissipem e desapareçam rapidamente; não há necessidade de mantê-la. Quando ela se desvanecer, visualize mais dessa energia rosa fluindo suavemente pelo seu corpo todo. Repita a visualização dos raios dessa energia durante mais três ou cinco minutos, depois conclua a técnica ficando sentado em silêncio por pelo menos dois minutos.

A energia vermelha representa as paixões da vida e o mundo físico, enquanto a energia branca representa a pura essência da Divindade e os aspectos mais elevados do ser interior de cada pessoa. Misturando essas duas energias de um jeito amoroso enquanto se concentra no primeiro chakra, você aprende a se sentir seguro e cheio de amor, pronto para construir alicerces sólidos na vida para sustentar o seu crescimento interior.

Técnica de purificação com o elemento Água (Água)

Esta técnica combina tanto a visualização quanto água de verdade, para facilitar o processo de limpeza dentro do corpo. Esta técnica pode ser utilizada para eliminar pensamentos e sentimentos negativos e também para diminuir a ansiedade e o estresse. Beba um copo de água, depois se sente confortavelmente. Não beba mais do que um copo ou não conseguirá se sentar em silêncio e se concentrar por muito tempo. Respire fundo algumas vezes enquanto procura se sentir confortável. Você acabou de beber um copo de água, então contemple as propriedades purificadoras da água, que limpa todos os detritos do seu corpo, tanto física quanto energeticamente. Visualize a essência sutil da água que você bebeu penetrando em todas as partes do seu corpo sutil, como uma energia fria, refrescante e purificadora fluindo e levando embora tudo que você não quer mais. Não é preciso que você se concentre em nada específico; na verdade, é melhor que não faça isso. Não preste atenção em nada que seja negativo durante o processo. Mantenha a atenção apenas no fluxo de água, enquanto ela leva embora de você tudo que não faz parte da sua natureza inerente.

Enquanto visualiza a água fluindo através do seu corpo, desvie a sua atenção para o segundo chakra (Svadhisthana). Comece a se visualizar sentado numa praia, contemplando o mar e as ondas quebrando na areia. Observe as ondas molhando suas pernas, depois sinta a força da água arrastando com ela, para o fundo, tudo que não é bom para você. Observe esse processo por um tempo. Tente realmente sentir as marolas eliminando a negatividade do seu ser (lembre-se de que a água do mar contém sal, que é um purificador natural e absorve a negatividade, levando-a com ela). Pratique essa técnica durante cinco a oito minutos diariamente. Ao concluí-la, sente-se em silêncio por pelo menos mais três minutos. Em seguida, tome outro copo de água antes de retomar as atividades do dia.

Visualização do espaço infinito (Éter)

Esta visualização do espaço infinito ajudará você a se conectar tanto com o elemento Éter quanto com a expansividade da sua energia sutil. Você pode usar essa técnica de diferentes maneiras. Primeiro, pratique-a regularmente para se familiarizar com ela. Depois que se acostumar e conseguir realmente sentir a energia sutil se expandindo e se contraindo, você pode usá-la para se concentrar numa região dolorida do seu corpo, de modo a aliviar a dor. Sentimos dor quando existe uma constrição em nosso corpo; quanto mais espaço houver, menor será essa constrição e menos dor sentiremos. Essa técnica exige prática, mas é perfeitamente possível se você for persistente.

Fique numa posição confortável e relaxe. Feche os olhos e respire fundo algumas vezes. Visualize-se nessa mesma posição sentada, depois saindo do seu corpo e subindo em direção ao céu, até atravessar as nuvens e chegar ao espaço sideral. Veja os planetas, as estrelas e as galáxias. Continue subindo até que não veja nada a não ser um espaço azul-marinho, totalmente vazio. Sente-se nesse vácuo e sinta a sua energia se expandindo no vazio até onde ela possa alcançar. Faça essa parte da técnica por cinco minutos. Depois, visualize sua energia voltando a se retrair, até que você seja apenas um ponto de luz na escuridão. Depois volte para o seu corpo físico. No percurso, veja-se passando por galáxias, estrelas e planetas — sinta-se voltando para a Terra e fazendo todo o percurso de volta até o seu corpo. Faça essa segunda parte da técnica durante mais cinco minutos. Depois fique sentado em silêncio, sentindo a energia do seu corpo físico de três a cinco minutos.

Se, depois dessa técnica, você tiver coisas a fazer que exijam concentração (como dirigir, cozinhar ou trabalhar), depois dela você pode praticar o exercício de aterramento. Consulte o exercício de *Visualização para Aterrar a Energia*, aqui no Capítulo 6. Ele o ajudará a recuperar o foco e a ficar totalmente presente no corpo físico.

Técnica para cultivar a unidade (sattva, rajas e tamas)

Dentro do coração (chakra Hridaya), tudo está unido e funcionando em harmonia. Para termos um sentido maior de unidade e interconexão com todas as coisas, vamos aprender uma técnica de concentração no centro do coração.

Sente-se em silêncio numa posição confortável. Sinta ou visualize uma energia lilás no centro do coração. Deixe que essa energia se expanda até preencher todo o seu coração. Mantenha essa visualização ou esse sentimento pelo tempo que conseguir. Depois visualize essa energia engolfando tudo dentro do coração, junto com todos os aspectos do seu ser (visto que tudo está contido dentro do coração). Sinta todas as diversas energias se unindo num todo unificado, dentro da energia lilás. Agora siga as mesmas instruções da técnica de meditação em que você sente a energia circulando dentro de você. Termine essa técnica sentando-se em silêncio, sem visualizar coisa alguma, durante três minutos. Ela pode ser praticada durante cinco a onze minutos por dia.

Praticando essa técnica regularmente, você passará a ter uma visão mais clara da sua unidade inerente com todas as coisas e se sentirá mais coeso dentro de si mesmo. Essa técnica precisa ser praticada diariamente, para que seus efeitos perdurem ao longo de toda a sua vida.

Técnica para um novo crescimento e uma mudança positiva (sattva, rajas, Terra, Ar e Éter)

Já aprendermos uma técnica para cultivar a prosperidade interior. Agora vamos aprender outra que estimula ainda mais o crescimento e a abundância na sua vida. Trata-se de uma prática excelente se combinada com a Técnica para o Cultivo da Prosperidade Interior que já descrevemos anteriormente, pois uma fortalecerá a outra.

Sente-se numa posição confortável e relaxe. Se você tiver coisas da cor verde na sua casa, como pedras, cristais, plantas, obras de arte ou qualquer outra coisa dessa cor que lhe agrade, traga para perto de você, enquanto pratica esta técnica. Feche os olhos e visualize uma vibrante luz esmeralda rodopiando no seu centro cardíaco. Deixe que essa energia cresça e se expanda. Ela pode ser vibrante ou adquirir uma tonalidade verde-folha mais profunda e vibrante. Deixe que essa energia crie raízes na terra para que possa se alimentar dela. Observe a energia crescendo e se expandindo. Ela pode tomar a forma de uma árvore ou planta ou continuar como uma energia, o que você preferir. Veja essa luz verde e vibrante como uma energia magnética que capta o que há de positivo à sua volta e dirige isso para você. Enquanto estiver sentado, fazendo essa visualização, entoe o mantra "Shreem Hreem Hreem Shreem". (Já sabemos que o bija Shreem está ligado à prosperidade interior e à beleza; o bija Hreem ajudará a atrair abundância interior.)

Pratique essa técnica por três a oito minutos diariamente, mas não passe de oito minutos. Depois de a concluir, sente-se em silêncio por um período de dois a três minutos, antes de voltar às suas atividades cotidianas. Para fortalecer essa energia ainda mais, consuma alimentos verdes saudáveis (folhas verdes, espinafre, brócolis, chá verde etc.) e passe mais tempo em meio à natureza.

Conclusão

Espero que você tenha gostado de empreender esta jornada exploratória pela cura vibracional. Neste livro, apresentamos todos os conceitos fundamentais necessários para você entender o que é a cura vibracional e como se beneficiar dela em sua vida. Começamos aprendendo as diferenças entre os tratamentos médicos ocidentais e a cura vibracional e descobrimos como a mente, o coração, os sentimentos e os aspectos espirituais da vida afetam a saúde. A partir daí investigamos o que é precisamente a energia sutil, de onde ela vem e como ela se movimenta no corpo. Percorremos os dez chakras principais necessários para manter uma saúde ótima e o equilíbrio na vida. Continuamos aprendendo como a nossa energia sutil cria nosso temperamento (gunas) e nossa composição corporal física (elementos) e como ambos são criados de acordo com o nosso caminho de vida individual. Você já teve a oportunidade de fazer dois testes para ajudar a determinar o seu guna e sua composição elementar e descobriu como diferentes partes da mente, do corpo e da alma interagem para torná-lo a criatura única que você é e lhe propiciar uma vida equilibrada. A partir daí, exploramos diferentes tipos de modalidade de cura e como eles se relacionam com os gunas e os elementos. Aprendemos várias técnicas associadas aos gunas e a elementos específicos, de modo que você possa escolher uma técnica que atenda às suas atuais necessidades e ao seu caminho de vida.

Meu desejo é que este livro o inspire a experimentar algumas modalidades de cura vibracional por si mesmo! E também espero que ele lhe proporcione uma nova forma de encarar a si mesmo e à vida como um todo. A cura é, em sua maior parte, uma questão pessoal e uma jornada experiencial cujos frutos se revertem para você e seu caminho de vida. Com essas modalidades em mente e uma maneira diferente de compreender a si mesmo, espero que você tome coragem e se anime a tentar algo novo. O que aprendeu sobre si mesmo e o processo de cura? O que mudou na sua perspectiva sobre a vida? Este é apenas o início!

Continue investigando, continue aprendendo e, o mais importante, continue sonhando. Em seus sonhos, você vai encontrar o que mais importa: você mesmo. Mergulhe fundo em si mesmo e no que mais importa para você. Os limites da vida, da felicidade e da saúde podem ser expandidos pela sua própria mente! Viva bem, aceite-se e ouça o seu coração, sendo sempre verdadeiro!

Apêndice:
para os agentes de cura

Vamos agora investigar o que faz de alguém um bom agente de cura. Vamos olhar para isso do ponto de vista da alma, do nosso dharma pessoal e dos dons naturais que possuímos. Vamos discutir como usar nossos pontos fortes para fazer o melhor trabalho possível e como usar a conexão unificada entre a mente, o corpo e a alma para saber o que fazer, qual a melhor forma de fazer isso e como colaborar com o processo de cura. Nós também vamos verificar algumas questões práticas relativas à saúde e à cura, incluindo o tema da ética e do dinheiro, e como elas podem ser tratadas num nível individual.

O que faz de você um agente de cura eficaz?

Estou certo de que muitos de vocês estão pensando em se tornar agentes de cura, e é por isso que resolveram ler este livro. Vamos examinar algumas coisas que vão dar mais sentido à sua jornada pela cura vibracional. O que torna um agente de cura eficaz? Como você pode saber se está dando o melhor de si ou não está se mostrando o melhor agente de cura que poderia ser?

A cura requer uma percepção profunda e sutil, o que por sua vez requer que você faça o seu melhor, para que possa oferecer o seu melhor para os outros. Ela requer que você tenha uma conexão unificada entre mente, corpo e alma no seu dia a dia, que esse estado de equilíbrio integrado seja o seu estilo de vida, não algo que você consiga de vez em quando. Em primeiro lugar, você deve entender o seu dharma e o seu caminho de vida global. Seja fiel ao seu próprio temperamento. Se sentir um impulso profundo de curar as pessoas, siga-o! Há centenas de maneiras de se abordar a cura, então conhecer a si mesmo e as suas inclinações é o primeiro passo. Uma terapeuta especialista em yoga trabalha de modo muito diferente de um acupunturista, que trabalha de modo diferente de um praticante de cura energética. Todas essas pessoas são agentes de cura, mas seus temperamentos e estilos de vida inevitavelmente serão muito diferentes. O que deixa você mais feliz? O que faz o seu coração vibrar e se abrir? Quando compreende essas nuances do seu caráter, você pode ser sincero quanto ao estilo de vida que quer ter e à modalidade específica que mais tem a ver com você.

Concentre-se nas modalidades que combinam mais com o seu temperamento e composição elementar. Se você insistir em modalidades de que não gosta só porque acha que são, por algum motivo, melhores do que as que de fato lhe agradam, isso é sinal de que não entendeu direito a proposta. Vai ser muito desafiador dominar uma modalidade que não combina com o seu próprio temperamento e ainda mais difícil usá-la com satisfação para curar outras pessoas. As modalidades que funcionam melhor no seu caso são extensões do seu próprio caráter. Uma modalidade é simplesmente um instrumento para facilitar o processo de cura. Você só pode realmente dar o que existe dentro de você; portanto, quando estiver oferecendo a sua essência a outra pessoa, certifique-se de usar uma modalidade que esteja em sintonia com toda a sua vida. Isso é uma questão de aproveitar os seus pontos fortes. Se usar os seus talentos e pontos fortes, isso fará brotar dentro de você sentimentos poderosos de prosperidade interior, que serão como um combustível para tudo o que é bom que pode dar a si mesmo e às pessoas com quem está trabalhando.

Para ser um excelente agente de cura, encare o processo de aprendizagem como se fosse uma educação formal: encare sua busca com seriedade, reserve tempo suficiente para aprender e procure diversificar os seus conhecimentos. Ter uma compreensão básica de diferentes áreas o ajudará a compreender melhor as pessoas com quem trabalha e a tomar as melhores decisões possíveis para o seu bem-estar geral. Os agentes de cura eficazes procuram aprender e cultivar habilidades de várias áreas, embora muitos acabem se especializando numa determinada área para realmente a dominar. Como as pessoas são muito diferentes e a cura requer que se atinjam diferentes níveis do complexo mente-corpo-alma, conhecer várias modalidades (ou pelo menos saber explicar para outra pessoa do que se trata cada uma delas) é a maneira mais rápida de se solucionar um problema. Os agentes de cura eficazes também levam uma vida equilibrada e sabem que ela não se resume a trabalho. O equilíbrio na vida torna mais fácil a compreensão de mais de uma modalidade, pois a vida sempre inclui diversidade e complexidade. Os agentes de cura podem não parecer muito intuitivos de início, mas se estiverem preocupados em realmente conhecer a si mesmos e procurarem preencher todos os aspectos da própria vida, serão os mais eficazes ao trabalhar com os outros, para ajudá-los a se tornarem saudáveis e unificados. Curar significa se tornar inteiro. A sua vida está focada na totalidade ou apenas num único aspecto dessa totalidade?

Há um profissional em particular que adoro consultar. Ele usa uma combinação de massagem com o trabalho craniossacral e Reiki e sabe um pouco sobre fitoterapia também. Demonstra um bom equilíbrio entre sua vida profissional e pessoal e um bom foco na família e na espiritualidade. É evidente, pela maneira como ele aborda sua prática, que o trabalho de cura é a vida dele. Ele é muito eficaz nas suas modalidades e muito eficaz em fazer seus clientes se sentirem confortáveis. O conforto é muito importante para a cura, porque requer uma abertura para o desconhecido.

Depois que você tiver uma boa ideia do tipo de modalidade que quer praticar, decida se quer fazer do trabalho de cura uma profissão ou um *hobby*. Antes de começar a curar outras pessoas, compreenda a sua relação com o dinheiro ou com qualquer outro modo de troca. Entenda por que você é um agente de cura e por que quer trabalhar com pessoas. Siga seu coração e defina diretrizes bem definidas para si mesmo. Essa é uma questão delicada para muitas pessoas, mas não precisa ser. Somente seja verdadeiro consigo mesmo. Não há nada de errado em fazer da cura uma profissão, assim como não há nada errado em curar as pessoas sem cobrar nada. Tudo depende do que combina melhor com a sua vida, suas opiniões e seus objetivos.

Quando faço um trabalho de cura e orientação, algumas vezes eu cobro e outras vezes não. Tudo depende da situação da pessoa, e eu sempre sigo a minha orientação interior. Não me recuso a ajudar as pessoas que não podem pagar e também não atendo todo mundo que me procura, se não sinto que posso realmente ajudar. O que é constante na minha abordagem é que sempre ouço a minha orientação interior e nunca duvido do que ela diz. O dinheiro nunca é o fator decisório, mas sim o meu coração. A compreensão de quem você é e de como se relaciona com a sua prática e com o dinheiro irá liberar sua energia para o trabalho de cura, em vez de atravancá-lo, numa batalha dentro da sua própria mente.

Se optar por ser um agente de cura profissional, empenhe-se para isso com toda a sua paixão e determinação. Certifique-se de que é competente na sua arte antes de começar a cobrar por ela. Assim que o dinheiro começar a vir, assegure-se de que sabe qual é a sua motivação e tem um código de conduta adequado. Deixe-me dar um exemplo. Só porque uma pessoa passou por um programa de treinamento isso não significa que se tornou um agente de cura competente. Ter um certificado não faz de ninguém um agente de cura. Isso faz de você alguém formado num curso e um praticante. É preciso tempo e prática para exercer seus dons de cura com sabedoria, e sabedoria interior é um importante ingrediente da saúde e da cura. A cura vem das profundezas do seu ser; ela não pode ser eficaz se permanecer na superfície, sem uma ligação com a sua essência mais profunda. Para atingir sua essência mais profunda de forma consistente, saiba logo de início como você vai lidar com todas as coisas superficiais, incluindo o dinheiro. Mantenha-se focado e centrado para dar sempre o melhor de si ao trabalho de cura e às pessoas que você está atendendo.

Agente de cura, cura a ti mesmo!

Quase todos os agentes de cura eficazes tiveram que superar alguns problemas de saúde ou dificuldades em sua própria vida. Isso faz parte do processo natural de crescimento pelo qual passam as pessoas que querem curar as outras. É importante garantir que você tenha primeiro se curado. Ninguém é perfeito, mas faça o melhor que pode por si mesmo para que possa fazer alegremente o seu melhor pelos outros.

As pessoas que você atende sentem no mesmo instante a sua energia pessoal. Se você for amoroso e compreensivo, é isso que elas sentirão. Se você não amar plenamente a si próprio e não tiver tratado as suas próprias batalhas interiores, isso também será sentido. Como você interage com as outras pessoas? Elas se sentem bem quando você está por perto? Essas são perguntas importantes a fazer. Porque, se você não consegue fazer alguém se sentir confortável na sua presença, suas chances de fazê-la se abrir e permitir a cura profunda são bem reduzidas. Se as pessoas mostram desconforto perto de você, pode ser porque ainda há partes suas que você precisa trabalhar. Passe algum tempo avaliando honestamente a si mesmo e faça o que for necessário para levar seu próprio ser a um estado de equilíbrio.

Algumas pessoas pensam que isso se resume a fazer um exercício de aterramento antes de uma sessão de cura. Eu não penso assim. Os agentes de cura precisam fazer o que pregam. Viva uma vida saudável. Cuide de sua mente, seu corpo e sua alma diariamente. Tenha constância em sua própria rotina. Se você mesmo não faz ou não pode fazer nada por si mesmo, como pode dizer para outra pessoa fazer isso? Como agente de cura vibracional, as pessoas não vão ouvir as suas palavras, mas sentir a energia que você irradia. O bem-estar e talvez até mesmo a vida de outra pessoa está nas suas mãos, portanto leve o seu trabalho a sério e sempre dê o melhor de si. A cura requer que você esteja totalmente presente e devote toda a sua essência ao processo de cura. A mente não pode ficar dispersa e focada numa centena de coisas diferentes, como acontece em algumas outras formas de trabalho. Até você ter acalmado a sua mente e aprendido a ficar plenamente no aqui e agora, não vai conseguir dar o melhor de si. Como a cura vibracional lida com níveis muito sutis de energia e experiência, é preciso profundidade e foco para fazê-la com maestria. Se a sua própria vida não está em ordem, você certamente enfrentará muitos desafios em seu trabalho de cura.

A cura vem de dentro

Este é provavelmente o conceito mais importante para os agentes de cura. Saúde e cura são sempre um processo que vem de dentro. Mesmo que você seja o maior agente de cura do planeta, não terá capacidade para curar a todos que o procuram. Cada indivíduo tem que aceitar, no seu próprio coração e em sua mente, as vibrações de cura que lhe são irradiadas. Todos nós temos livre-arbítrio, quer para sermos saudáveis quer para nos apegarmos à doença. No nível consciente, muitas pessoas não querem se apegar à doença, mas em algum lugar dentro do subconsciente há uma razão para estarem vivenciando a dor física ou o sofrimento. A vontade e a capacidade de se libertar disso precisam ser maiores do que a habilidade para se agarrar à doença.

A cura tem a ver com doação, não com o ego nem com forçar nada. Os agentes de cura e a variedade de modalidades disponíveis são meramente instrumentos para canalizar a energia. Isto é certo: você é apenas um canal. É um belo processo doar energia para outra pessoa e ajudá-la em sua jornada de cura. A decisão que algumas pessoas tomam, em algum nível da alma, de não se curar é uma parte da jornada da vida *delas*, e essa escolha tem que ser aceita e respeitada. Como agente de cura, você detém apenas metade da equação. Uma pessoa que não está se curando não pode ser condenada por isso, muito menos o agente de cura. Algumas coisas estão além da nossa compreensão. Basta fazer o seu melhor, dar o seu melhor sempre e mostrar compaixão sempre.

Se você é apenas um instrumento para a cura se efetuar, o que pode fazer para ser o agente de cura mais eficaz possível? Como a cura é um processo de dar e receber, reflita sobre como você pode se abrir interiormente, de modo que as pessoas se sintam convidadas a entrar em contato com o seu próprio poder e seu potencial de cura. Seu trabalho não é só ter o completo domínio da sua modalidade de cura, mas viver de tal maneira que inspire os outros a também buscar o seu melhor. É essa energia interior, a sua prosperidade interior, que vai atrair as pessoas para você ou afastá-las. É a sua energia que irá ajudá-las a se abrir e receber a vibração que você está compartilhando com elas.

Esse processo não é inteiramente uma escolha consciente. Os nossos gunas interagem com os gunas das outras pessoas de tal maneira que a sua energia ou as inspirará ou as desanimará. É sua responsabilidade como agente de cura garantir que a sua energia sustente o processo de cura de todos que o procuram. Isso vai muito além da sua percepção consciente e sua intenção, pois depende dos níveis subconscientes da energia que você carrega. Tanto o consciente quanto as energias subconscientes vão interagir com as pessoas com quem você trabalha.

Existem maneiras diferentes de ser um agente de cura inspirador e isso tem a ver com o seu temperamento e o seu desenvolvimento de caráter. Isso é algo para você refletir profundamente para que possa se tornar a melhor pessoa que você pode ser! "Curta" o processo de crescimento e aprendizagem. Há poucas coisas mais gratificantes na vida do que ser capaz de ajudar alguém que precisa. Como agente de cura, você com certeza causará um impacto na vida das pessoas muito maior do que pode compreender, e isso definitivamente vai mudar seu próprio ser também. Que a saúde, a felicidade e a prosperidade interior possam fazer sempre parte da sua jornada e você possa abençoar e curar muitas pessoas com sua presença, seu caráter e suas habilidades!

Leituras recomendadas

Andrews, Ted. *The Healer's Manual: a Beginner's Guide to Energy Therapies*. St. Paul, MN: Llewellyn Publications, 1993.

_____. *Nature-Speak: Signs, Omens and Messages in Nature*. Jackson, TN:. Dragonhawk Pub., 2004.

Bharadwaj, Monisha. *The Indian Spice Kitchen: Essential Ingredients and Over 200 Authentic Recipes*. Nova York: Dutton, 1996.

Frawley David. *Ayurveda and the Mind: the Healing of Consciousness*. Twin Lakes, WI: Lotus Press, 1996.

_____. *Mantra Yoga and Primal Sound: Secrets of Seed (Bija) Mantras*. Twin Lakes, WI: Lotus Press, 2010.

Hall, Judy. *The Crystal Bible*. Cincinnati, OH: Walking Stick Press, 2003. [*A Bíblia dos Cristais*, Editora Pensamento, SP, 2008.]

The Mother. *Flowers and Their Messages*. Silver Lake, WI: Lotus Light Publications, 1992.

Shumsky, Susan. *Exploring Chakras*. Franklin Lakes, NJ: New Page Books, 2003.

Outros recursos

Pathways Health Crisis Resource Center. http://www.pathways-minneapolis.org/
Gita for the Masses. http://www.gitaforthemasses.org
American Institute of Vedic Studies. http://www.vedanet.com

Próximos Lançamentos

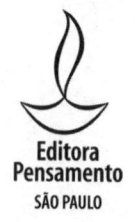

Editora Pensamento
SÃO PAULO

Para receber informações sobre os lançamentos da
Editora Pensamento, basta cadastrar-se
no site: www.editorapensamento.com.br

Para enviar seus comentários sobre este livro,
visite o site www.editorapensamento.com.br
ou mande um e-mail para
atendimento@editorapensamento.com.br